C. Grim / R. M. Krifter (Herausgeber)

Schulterinstabilität

C. Grim / R. M. Krifter (Herausgeber)

Schulterinstabilität

GOTS-Expertenmeeting
Burg/Spreewald
vom
29. 05.–01. 06. 2014

Verlags-Comptoir Rolle

Ein Imprint der Verlag VOPELIUS Jena
www.verlagvopelius.de
1. Auflage 2015

Bibliografische Information der Deutschen Nationalbibliothek. Die Deutsche Nationalbibliothek verzeichnet diese Publikation in der Deutschen Nationalbibliografie; detaillierte bibliografische Daten sind im Internet unter http://dnb.ddb.de abrufbar.

ISBN: 978-3-939718-86-4

Titelbild: Konrad Stöhr
Satz, Layout, Repros: Verlagsservice Baier, Auerstedt
Druck und buchbinderische Verarbeitung: Neunplus1 GmbH, Berlin
Umschlaggestaltung: studio eljott- Lothar Jähnichen, Dornburg/Saale
Printed in Germany

Umwelthinweis: Alle bedruckten Materialien dieses Buches sind chlorfrei gebleicht, umweltschonend und alterungsbeständig.

Vorwort

Liebe Freunde der Sportmedizin
Liebe Kolleginnen und Kollegen

Die Schulterluxation ist eine der häufigsten Verletzungen des Sportlers und begegnet uns in allen Sparten unserer Berufsausübung vom Trainer über den Physiotherapeuten zum sportmedizinischen Chirurgen, Traumatologen und Orthopäden oder gar uns selbst als Patient!

Das Wissen und die Behandlungsmöglichkeiten haben sich rasant weiterentwickelt. Es stehen eine Vielzahl an Therapieoptionen und unterschiedlichen Techniken zur Verfügung, so dass es selbst dem Geübten schwerfallen kann, die Problematik vollständig zu erfassen und die richtige Entscheidung zu treffen.

Die Gesellschaft für Orthopädisch-Traumatologische Sportmedizin (GOTS) hat es sich zur Aufgabe und zum Ziel gemacht, ein Übersichtswerk zu gestalten, das die wesentlichen Bereiche der Schulterinstabilität vom Spielfeldrand über Möglichkeiten zur Akutbehandlung bis zu komplexen und selteneren Ausprägungen der Instabilität von der Entstehung und Einteilung bis zu aktuellen Therapieoptionen abdeckt.

Was Sie in Form dieses kompakten Buches vorfinden, ist das Konzentrat des aktuellen Kenntnisstands, das von angesehenen Spezialisten und Experten ihres Gebietes zusammengetragen wurde. Wir wünschen Ihnen, unseren Patienten und uns, dass dieses Werk unsere Arbeit mit und am Patienten bereichern wird und freuen uns, wenn es Ihr Arbeiten am Patienten mit Schulterinstabilitäten erleichtert.

Ihre Herausgeber **Dr. Casper Grim** und **Dr. R. Michael Krifter** sowie alle Autoren

PS: Die Medizin schreitet ständig voran und so freuen wir uns, wenn Sie sich an diesem Prozess aktiv und konstruktiv beteiligen.

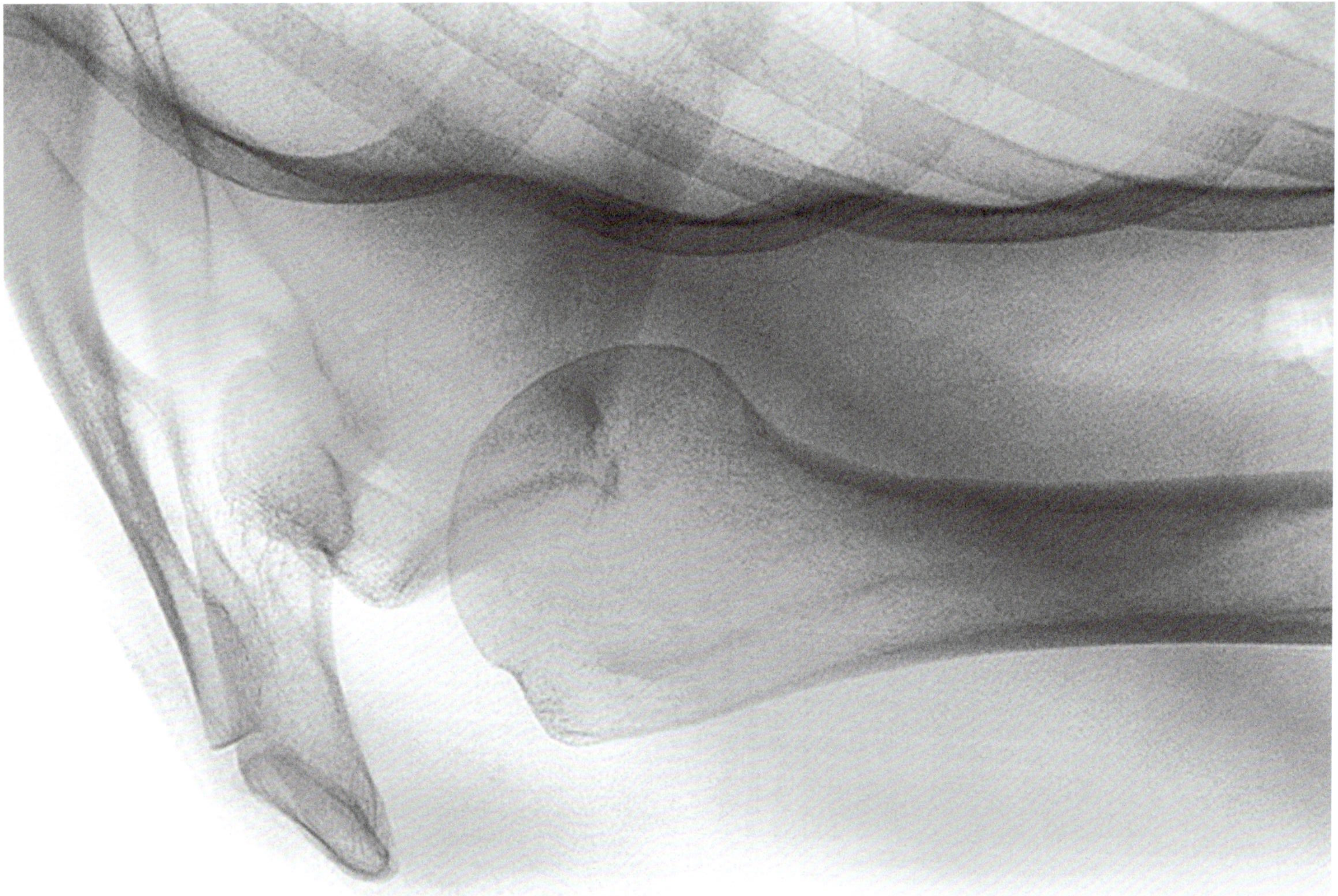

Schulterinstabilität • GOTS -Expertenmeeting 2014

Inhaltsverzeichnis

Epidemiologie und Klassifikation 1
Casper Grim, Martin Engelhardt, Martin Majewski, Claudia Schüller-Weidekamm

Pathomechanik und Verletzungsmuster 9
Thomas Tischer, Ulrich Brunner, Stefan Greiner, Michael Krüger-Franke, Matthias Muschol

State-of-the-art: Bildgebung bei Schulterinstabilität 17
Claudia Schüller-Weidekamm, Ulrich Brunner, Alli Gokeler, Oliver Miltner, Matthias Muschol

Klinische Diagnostik 35
Matthias Muschol, Ulrich Brunner, Alli Gokeler, Oliver Miltner, Claudia Schüller-Weidekamm

Die traumatische vordere Erstluxation des Schultergelenkes 45
Stefan Greiner, Casper Grim, Michael Krüger-Franke, Hans-Gerd Pieper, Victor Valderrabano

Die rezidivierende Schulterinstabilität 53
Rolf Michael Krifter, Martin Engelhardt, Martin Majewski, Thomas Tischer

Multidirektionale Instabilität des Schultergelenkes 65
Rolf Michael Krifter, Stefan Greiner, Martin Majewski, Hans-Gerd Pieper

Spielfeldbetreuung und Behandlung der akuten Instabilität 71
Hans-Gerd Pieper, Alli Gokeler, Rolf Michael Krifter, Oliver Miltner, Victor Valderrabano

Operationsindikationen 79
Casper Grim, Ulrich Brunner, Martin Engelhardt, Stefan Greiner, Matthias Muschol, Claudia Schüller-Weidekamm

Prävention von Schulterverletzungen 83
Alli Gokeler, Stefan Greiner, Michael Krüger-Franke, Olivier Miltner, Thomas Tischer, Victor Valderrabano

Rehabilitation und Return to Play nach operativer Stabilisierung ... 95
Alli Gokeler, Stefan Greiner, Michael Krüger-Franke, Olivier Miltner, Thomas Tischer, Victor Valderrabano

Epidemiologie und Klassifikation

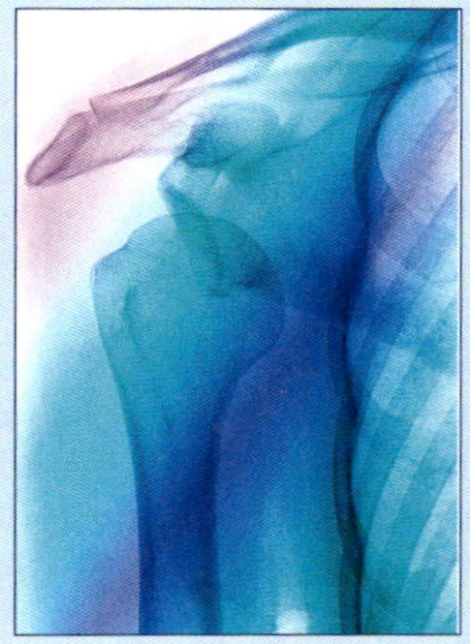

Casper Grim, Martin Engelhardt, Martin Majewski, Claudia Schüller-Weidekamm

Epidemiologie

Die Behandlung von Schultergelenkinstabilitäten spielt in der Sportmedizin eine große Rolle. In starker Abhängigkeit von der ausgeübten Sportart kommt es bei bis zu 15–35 % (Dixon 1993, Yard 2006) der Athleten zu Schulterbeschwerden (➢ Tab. 1).

Tab. 1. Häufigkeit von Schulterverletzungen in exemplarisch zusammengestellten Sportarten.

Sportart	Schulterverletzungen (%)
Turnen (Dixon 1993)	35
Rudern (Winzen 2011)	33,9
Kampfsport (Diesselhorst 2013)	27
Judo (Pococco 2013)	22
Kraftsport/Strongman (Winwood 2014)	21
Handball (Moeller 2012)	18
Golf (Grosheger 2003)	17,6
Tennis (Abrams 2012)	17
MTB-Downhill (Becker 2013)	17
Volleyball (Aagaard 1996)	15
Rugby (Yard 2006)	14,6

Trotz zahlreicher Erhebungen über sportartspezifische Verletzungen und einer teilweise sehr hohen Inzidenz ist es schwierig exakte Zahlen zur Inzidenz der Schulterinstabilität in der Literatur zu finden. Steinbrück berichtet, dass bei 5–8 % aller akuten Verletzungen des menschlichen Körpers das Schultergelenk betroffen ist (Steinbrück 1999). Die Luxation des Schultergelenkes ist dabei mit nahezu einem Drittel aller Schulterverletzungen eine der häufigsten Erkrankungen des Schultergürtels. Die Zahlen zur Inzidenz sind auch deswegen teils sehr uneinheitlich, da verschiedene Altersgruppen und Aktivitätsniveaus unterschieden werden müssen. Betrachtet man einen Altersbereich von 18 bis 70 Jahren, so konnte Hovelius eine Inzidenz von 1,7 % ermitteln (Hovelius 1982). Wird die Inzidenz pro Einwohner und Jahr angegeben, finden sich in der Literatur Zahlen von 8,2–12,3 Luxationen pro 100.000 Einwohner im Jahr, wobei Männer ca. dreimal häufiger betroffen sind als Frauen und die Inzidenz der Luxation mit steigendem Alter abnimmt (Hovelius 1982, Kroner 1989). In einer systematischen Erfassung von Leroux, der Patienten mit einer primären anterioren Schulterluxation, die eine geschlossene Reposition benötigten, betrachtete, wird eine sehr differenzierte Betrachtung dargestellt. Es wurden 20,719 Patienten eingeschlossen und es ergab sich ein mittleres Patientenalter von 35 Jahren. In 74.3 % waren Männer betroffen. Es wurde eine Inzidenz von 23,1/100.000 Personen-Jahren errechnet. Innerhalb des ersten Jahres trat bei 19% der Patienten eine erneute Luxation auf. 41.7 % dieser Patienten waren unter 20 Jahre alt (Leroux 2013). Etwa 95 % der Schulterluxationen sind unidirektional und nach antero-inferior gerichtet. Bei 30 % der unidirektionalen Instabilitäten findet sich zusätzlich eine Hyperlaxität (Schneeberger 1998). In lediglich 2–4 %

der Fälle findet sich eine nach posterior gerichtete Luxationsneigung.

Robinson berichtet über eine Prävalenz von posterioren Schulterluxationen von 1,1 pro 100.000 Einwohner im Jahr. Auch hier findet sich ein Peak bei Männern im Alter von 20–49 Jahren. Posteriore Luxationen sind ebenfalls meist traumatisch bedingt (67 %), die übrigen Fälle werden vor allem im Rahmen von epileptischen Anfällen beobachtet (Robinson 2011).

Multidirektionale Instabilitäten können in 3–5 % der Fälle gefunden werden (Schneeberger 1998).

■ **Merke:**

95 % unidirektional und nach antero-inferior

30 % der unidirektionalen Instabilitäten: zusätzliche Hyperlaxität

2–4 % nach posterior

3–5 % multidirektionale Instabilität (Schneeberger 1998)

Klassifikation von Instabilitäten

Verschiedene Autoren haben immer wieder unterschiedliche Klassifikationssysteme vorgestellt, von denen sich bisher jedoch keine durchsetzen konnte. Oftmals liegen in der Realität Mischformen der Schulterinstabilität vor, sodass sie sich mit einer einzigen Klassifikation nicht vollständig abbilden lässt. Für eine erfolgreiche Behandlung von Schulterinstabilitäten ist es jedoch von größter Wichtigkeit eine sorgfältige Evaluierung und Patientenselektion vorzunehmen. Eine adäquate Klassifizierung des Instabilitätstyps ist somit für die angepasste Auswahl der Therapie unerlässlich. Vor allem dienen die Klassifikationssysteme aber dem Verständnis der teils sehr komplexen Pathologie.

Die verschiedenen Klassifikationen basieren meist auf der Luxationsursache und -richtung. Hinsichtlich der Pathogenese gilt es zunächst traumatische Schulterluxationen von atraumatischen Instabilitäten zu differenzieren, da sich die spätere Behandlung grundsätzlich unterscheidet.

Klassifikation nach Matsen

Nach Matsen erfolgt diese Unterscheidung von atraumatischer und traumatischer Schulterinstabilität anhand von AMBRII und TUBS. AMBRII bezeichnet den atraumatischen Ursprung (A), ist in der Regel mit einer multidirektionalen Instabilität (M) verbunden, zeigt sich bilateral (B) und wird in der Regel konservativ mit einer Rehabilitationsmaßnahme (R) behandelt. Nur nach sorgfältiger Analyse bei ausbleibendem Therapieerfolg kann eine operative Therapie in Form eines Verschlusses des Rotatorenintervalls (I) oder/und eines inferioren Kapselshifts (I) erfolgen.

TUBS beschreibt das adäquate traumatische Ereignis (T) bei der Erstluxation, das in der Regel zu einer unidirektionalen Instabilität (U) mit antero-inferiorer Bankart-Läsion (B) führt. In diesen Fällen ist eine chirurgische Behandlung (S, *surgery*) vorzuziehen. Diese klassische Einteilung ist zwar schon relativ alt und ungenau, in der Praxis aber einfach zu handhaben und zur Orientierung sehr hilfreich.

Klassifikation nach Gerber

Die Klassifikation nach Gerber bezieht zusätzlich den Aspekt der Hyperlaxität mit ein (Tab. 2). Es wird hierbei zwischen Instabilität und Hyperlaxität sowie zwischen traumatischer (unidirektional) und atraumatischer (multidirektional) Instabilität unterschieden (Gerber 1997). Die Hyperlaxität (➢ Abb. 1) kann mit einer Instabilität verbunden sein, diese muss aber nicht immer einen Krankheitswert besitzen. Hinsichtlich der traumatischen antero-inferioren Schulterluxation können nach Gerber, wie unten aufgeführt, die Typen 2 und 3, d. h. traumatische vordere Schulterluxationen mit oder ohne Hyperlaxität, unterschieden werden. Im Rahmen arthroskopischer Stabilisierungsverfahren ist dies von großer Bedeutung, da sich die für den Therapieerfolg entscheidende Patientenselektion und damit verbundene Klassifikation der Instabilität häufig problematisch darstellt. Hinzu kommt, dass im Bereich des Leistungssports die Typen 2 und 3 von besonderer Relevanz sind, weil die anderen Subtypen eine Betätigung im schultergelenksbelastenden Leistungssport ohnehin nicht erlauben.

Tab. 2. Klassifikation der Instabilität nach Gerber (Gerber 1997).

Typ 1:	chronisch verhakt
Typ 2:	unidirektional, ohne Hyperlaxität
Typ 3:	unidirektional, mit Hyperlaxität
Typ 4:	multidirektional, ohne Hyperlaxität
Typ 5:	multidirektional, mit Hyperlaxität
Typ 6:	willkürlich

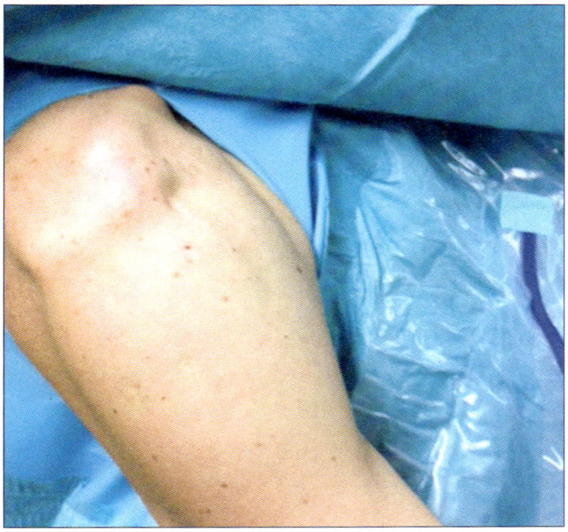

Abb. 1. Positives Sulcuszeichen bei Hyperlaxität. Der Untersucher führt eine axiale Traktion des Arms am sitzenden und entspannten Patienten durch, hierbei bildet sich eine sichtbare Rinne (Sulcus) unterhalb des Acromions.

Klassifikation nach Bayley

Neben der Unterscheidung zwischen traumatischer und atraumatischer Genese fügt Bayley (Lewis 2004) die muskuläre Dysbalance (*positional instability*) als dritten ätiopathologischen Faktor hinzu (➢ Abb. 2, Tab. 3). Nach diesem Konzept führt die gestörte Innervation und/oder Ansteuerung der Schulter- und der Schultergürtelmuskulatur zu einer Positionsinstabilität. Messbare pathologische EMG-Muster verhindern hierbei eine koordinierte muskuläre Führung des Oberarmkopfes in der Schultergelenkpfanne. Es kann sowohl zu einer Fehlpositionierung und Fehlsteuerung der Scapula als auch der Oberarmkopfposition selbst kommen. Die Einteilung nach Bayley (Lewis 2004) umfasst drei Hauptfaktoren, die nicht als starres System verstanden werden sollen, sondern es existieren Mischformen mit fließendem Übergang zwischen allen drei Gruppen entlang der Achsen des Dreiecks.

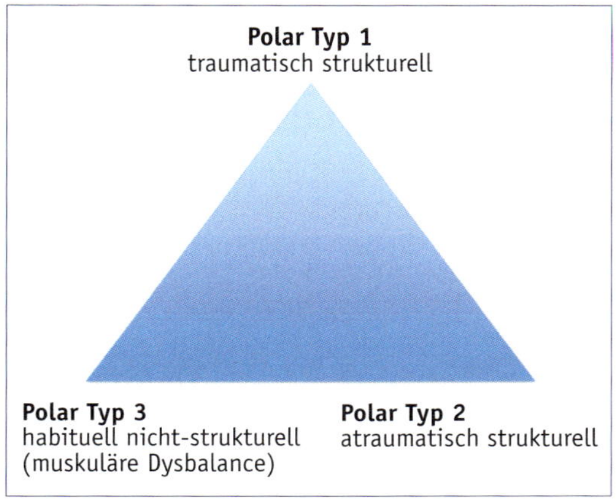

Abb. 2

Tab. 3

Polar Typ 1 (traumatisch strukturell)
■ adäquates Trauma
■ häufig antero-inferiore Band-Kapsel-Läsion (Bankart-Läsion)
■ meist einseitig
■ keine muskuläre Dysbalance
Polar Typ 2 (atraumatisch strukturell)
■ kein Trauma
■ struktureller Gelenkschaden
■ kapsuläre Dysfunktion
■ keine muskuläre Dysbalance
■ häufig bilateral
Polar Typ 3 (nabituell nicht-strukturell)
■ kein Trauma
■ keine strukturellen Gelenkschäden
■ kapsuläre Dysfunktion
■ muskuläre Dysfunktion/Dysbalance
■ oft bilateral

Erst nach ausführlicher Anamnese und klinischer Untersuchung erfolgt die definitive Einteilung des Patienten in eine der Gruppen. Liegen strukturelle Schäden vor, wird die operative Therapie empfohlen. Bayley betont, dass eine vorhandene Dysbalance immer physiotherapeutisch behandelt werden soll und erst danach die strukturellen Läsionen chirurgisch saniert werden sollten. Die habituellen nichtstrukturellen Instabilitäten werden konservativ behandelt.

Klassifikation der Hyperlaxität

Bei 50% der Patienten mit einer Hyperlaxität ist diese mit einer generellen Bandlaxität assoziiert (Schneeberger 1998). Zur Screening-Untersuchung der mit der Hyperlaxität verbundenen Hypermobilität empfiehlt sich der Beighton-Score (➢ Tab. 4; nach Beighton 1969). Bei standardisierter Durchführung zeigt dieser eine gute Reproduzierbarkeit (Junge 2013). Die Prüfung auf eine generalisierte Hypermobilität kann auch auf einfache und schnelle Art Hinweise auf mögliche Differentialdiagnosen wie ein Ehlers-Danlos- oder ein Marfan-Syndrom liefern.

Klassifikation der Glenoidranddefekte

Glenoidranddefekte lassen sich gut nach den Klassifikationen von Bigliani und Scheibel beschreiben. Bigliani hebt hierbei eher auf die Glenoidrandfrakturen ab, während bei Scheibel der Glenoidranddefekt beschrieben wird. Dies bedeutet auch die Betrachtung von errosiven Defekten. Die Einteilungen sind in Tab. 5 und Tab. 6 aufgeführt.

Tab. 4. Beigthon-Score-Screening-Test bei Hypermobilität.

Handflächen können bei gestreckten Knien auf den Boden aufgelegt werden	1 Punkt
Überstreckbarkeit der Ellbogen um ≥10°, jeweils rechts und links	je Seite 1 Punkt
Daumen berührt den Unterarm	je Seite 1 Punkt
Überstreckung des Grundgelenkes des kleinen Fingers auf 90°	je Seite 1 Punkt
Überstreckbarkeit der Kniegelenke um ≥10°	je Seite 1 Punkt

Bewertung: 0–2 Punkte = nicht hypermobil; 3–4 Punkte = moderat hypermobil; ≥5 Punkte = generalisierte Hypermobilität

Tab. 5. Klassifikation von anterioren Glenoidranddefekten (Scheibel 2009).

Typ 1:	Akuter Fragment-Typ	a) Knöcherne Bankart-Läsion b) Solitäre Pfannenrandfraktur c) Mehrfragmentäre Pfannenrandfraktur
Typ 2:	Chronischer Fragment-Typ (➢ **Abb. 3**)	In extraanatomischer Position konsolidiertes oder pseudarthrotisches Fragment (Fragment < Defekt)
Typ 3:	Glenoidaler Knochendefekt ohne Fragment (➢ **Abb. 4**)	a) <25% Substanzverlust b) >25% Substanzverlust

Tab. 6. Klassifikation der Glenoidrandfrakturtypen (Bigliani 1998).

	Pathologisches Muster
Typ 1:	Dislozierte knorpelig-knöcherne Avulsionsfraktur
Typ 2:	Nach medial, in Fehlstellung konsolidiertes Fragment
Typ 3A:	Anteriorer Glenoiddefekt <25%
Typ 3B:	Anteriorer Glenoiddefekt >25% (➢ **Abb. 5**)

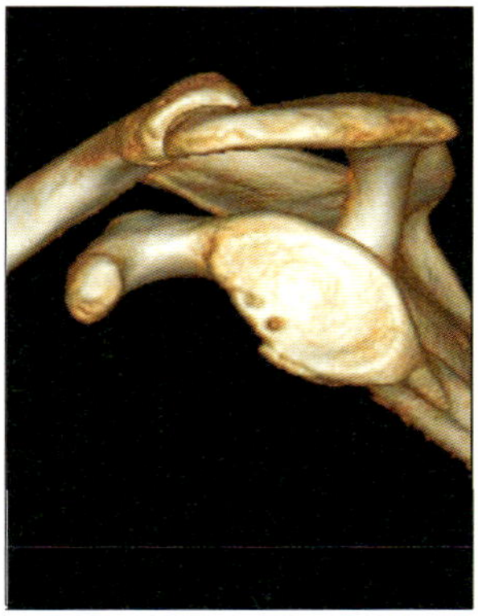

Abb. 3. Typ 2 nach Scheibel; Typ 2 nach Bigliani. Chronischer Fragmenttyp. In extraanatomischer Position konsolidiertes oder pseudarthrotisches Fragment.

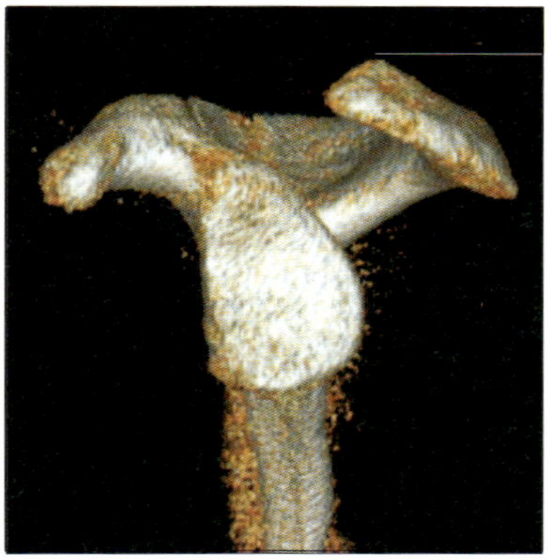

Abb. 4. Typ 3a nach Scheibel. Glenoidaler Knochendefekt ohne Fragment, < 25 % (errosiv).

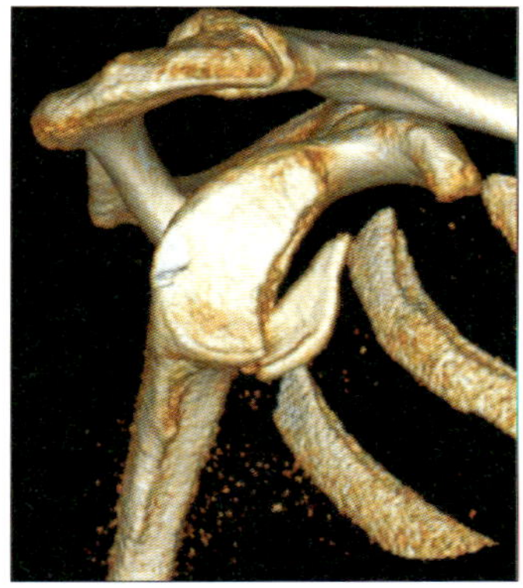

Abb. 5. Typ 3B nach Bigliani, Typ 1B nach Scheibel. Anteriorer Glenoiddefekt bei Fraktur >25 %.

Einteilung der typischen luxations-assoziierten Verletzungen

Bei den unidirektionalen Luxationen kommt es typischer Weise zu einer Verletzung des Kapsel-Labrum-Komplexes. Für den Operateur spielt die Einteilung der unterschiedlichen Verletzungen bei der Therapie jedoch eine untergeordnete Rolle, da die operative Versorgung dem Prinzip „repair what is torn" folgt. Jedoch ist die Kenntnis der Einteilung der verschiedenen Kapsel-Labrum-Pathologien aus einem anderen Grund unerlässlich. Das Erkennen der Pathologie kann mitunter schwierig sein, somit hilft die Beschreibung unterschiedlicher Kapsel-Labrum-Pathologien dem Verständnis und dem Erkennen der eigentlichen Verletzung.

Bei der klassischen Bankart-Läsion kommt es zu einer Ablösung des Kapsel-Labrum-Komplexes. Kommt es in der Folge zu einer Fehlverheilung am medialen Glenoidrand mit Verlust der „Bumper"-Funktion und Reduktion der Spannung des IGHL (inferiores glenohumerales Band), spricht man von einer ALPSA-Läsion (anterior labrum periosteal sleeve avulsion). Beim arthoskopischen Blick von posterior ist das Labrum typischer Weise nicht oder nur schlecht erkennbar („nacktes" Glenoid). Die Perthes-Läsion bescheibt eine Bankart-Läsion mit „stripping" des Periosts. Die GLAD-Läsion (Glenoid-labral articular disruption) bescheibt eine Bankart-Läsion mit zuätzlichem anterioren Knorpeldefekt am Glenoid. Bei der HAGL-Läsion (humerale Avulsion der glenohumeralen Bänder) liegt eine humeralseitige Verletzung der glenohumeralen Bänder vor, die arthroskopisch schwierig einzusehen ist. Trotz Luxation ist hierbei das Labrum intakt und es scheint keine Verletztung vorzuliegen. Die HAGL-Läsion muss gesucht werden. Bei der knöchernen Bankart-Läsion kommt es zu einem knöchernen Abriss der vorderen-unteren Glenoidkante (➢ Abb. 6).

➢ Siehe hierzu auch Kapitel „Pathoanatomie".

■ **Merke:**

Trotz unterschiedlicher Klassifikationssysteme ist daraus eine zuverlässige Therapieableitung bisher nicht möglich.

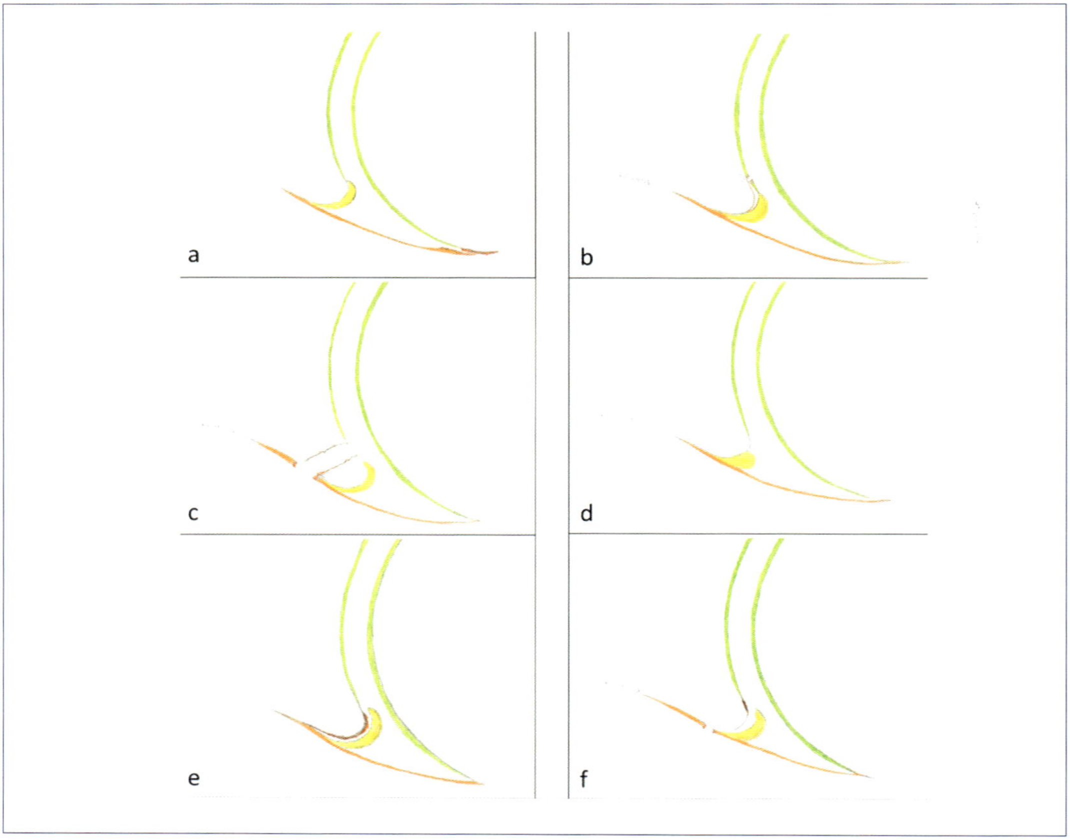

Abb. 6. a: HAGL-Läsion (humerale Avulsion der glenohumeralen Bänder), **b:** GLAD-Läsion (Glenoid-labral articular disruption; zuätzlicher anteriorer Knorpeldefekt), **c:** knöcherne Bankart-Läsion, **d:** ALPSA-Läsion (anterior ligament posterior sleeve avulsion); medial fehlverheiltes Labrum, **e:** Perthes-Läsion, **f:** Bankart Läsion (Bild: K. Wessel).

Klassifikation der Scapulaanbindungsstörungen (Scapuladyskinesien) nach Kibler

Eine Einteilung bzw. Klassifikation, die gleichzeitig der klinischen Untersuchung zuzuordnen ist, ist die Scapulaanbindungsstörung (auch Scapuladyskinesie). Es werden nach Kibler drei Typen der Scapuladyskinesie (➢ Tab. 7) unterschieden (Kibler 2010). Bei allen Patienten mit Schulterproblemen ist auf die statische und dynamische Scapulaanbindung zu achten. Das Augenmerk liegt hierbei insbesondere auf der Bewegungsqualität und der dynamischen Anbindung der Scapula an den Rumpf bei verschiedenen Bewegungen und Armpositionen. Bereits einfachste Provokationstests (Stützen gegen die Wand; Liegestützposition an der Untersuchungsliege, Halten eines kleinen Gewichts in mittlerer Flexion/Abduktion) können eine dynamische Insuffizienz der Scapulaführung aufdecken.

Tab. 7. Einteilung der Scapuladyskinesien nach Kibler.

Typ 1:	prominenter Angulus inferior scapulae in Ruhe mit Rotation
Typ 2:	prominenter Margo medialis in Ruhe mit dorsalem Tilt und Rotation um eine vertikale Achse
Typ 3:	prominenter Angulus superior in Ruhe ohne wesentliches „scapular winging" bei Bewegung

Literatur

Aagaard H, Jorgensen U (1996). Injuries in elite volleyball. Scand J Med Sci Sports 6: 228–232.

Abrams GD, Renstrom PA, Safran MR (2012). Epidemiology of musculoskeletal injury in the tennis player. Br J Sports Med 46: 492–498.

Becker J, Runer A, Neunhauserer D et al. (2013). A prospective study of downhill mountainbiking injuries. Br J Sports Med 47: 458–462.

Beighton PH, Horan F (1969). Orthopedic aspects of the Ehlers-Danlos syndrome. J Bone Joint Surg [Br] 51: 444-453.

Bigliani LU, Newton PM, Steinmann SP, Connor PM, McIlveen SJ. (1998). Glenoid rim lesions associated with recurrent anterior dislocation of the shoulder. Am J Sports Med. Jan–Feb; 26 (1): 41–45.

Diesselhorst MM, Rayan GM, Pasque CB et al. (2013). Survey of upper extremity injuries among martialarts participants. Hand Surg 18: 151–157.

Dixon M, Fricker P (1993). In juriesto elite gymnasts over 10 yr. MedSci Sports Exerc 25: 1322–1329.

Gerber C, (1997). Observations on the classification of instability. In: Warner JP, Complex and Revision Problems in Shoulder Surgery. Lippincott Raven, Philadelphia, 99–119.

Gosheger G, Liem D, Ludwig K et al. (2003). Injuriesandoverusesyndromes in golf. Am J Sports Med 31: 438–443.

Hovelius L (1982). Incidence of shoulder dislocation in Sweden. Clin Orthop Relat Res 166: 127–131.

Junge T, Jespersen E, Wedderkopp N, Juul-Kristensen B (2013). Inter-tester reproducibility and inter-method agreement of two variations of the Beighton test for determining Generalised Joint Hypermobility in primary school children. BMC Pediatr. Dec 21; 13(1): 214.

Kibler WB, (2010). Sciascia A. Current concepts: scapular dyskinesis. Br J Sports Med. Apr; 44 (5): 300–305.

Kroner K, Lindt T, Jensen J (1989). The epidemiology of shoulder dislocations. Arch Orthop Trauma Surg 108: 288–290.

Lewis A, Kitamura T, Bayley JIL (2004). The classification of shoulder instability: new light through old windows! Current Orthopaedics, Volume 18, Issue 2, Apr; Pages 97–108.

Leroux T, Wasserstein D, Veillette C, Khoshbin A, Henry P, Chahal J, Austin P, Mahomed N, Ogilvie-Harris D. (2013). Epidemiology of Primary Anterior Shoulder Dislocation Requiring Closed Reduction in Ontario, Canada. Am J Sports Med. Nov 25.

Moeller M, Attermann J, Myklebust G et al. (2012). Injuryrisk in Danish youth and senior elite handball using a new SMS textmessages approach. Br J Sports Med 46: 531–537.

Pocecco E, Ruedl G, Stankovic N et al. (2013). Injuries in judo: a systematic literature review including suggestions for prevention. Br J Sports Med 47: 1139–1143.

Robinson CM, Seah M, Akhtar MA. (2011). The epidemiology, risk of recurrence, and functional outcome after an acute traumatic posterior dislocation of the shoulder. J Bone Joint Surg Am. Sep. 7; 93(17): 1605–1613.

Scheibel M, Kraus N, Gerhardt C, Haas NP. (2009). Anterior glenoid rim defects of the shoulder. Orthopade. Jan; 38 (1): 41—48, 50–53.

Schneeberger AG, Hersche O, Gerber C, (1998). The unstable shoulder. Classification and therapy. Unfallchirurg. Mar; 101(3): 226–231.

Steinbrück K, (1999). Epidemiology of sports injuries – 25-year-analysis of sports orthopedic-traumatologic ambulatory care, Sportverletz Sportschaden. 13 (2): 38–52.

Winwood PW, Hume PA, Cronin JB et al. (2014). Retrospective injury epidemiology of strongman athletes. J Strength Cond Res 28: 28–42.

Winzen M, Voigt HF, Hinrichs T et al (2011). Injuries of the musculoskeletal system in German elite rowers. Sportverletz. Sportschaden 25: 153–158.

Yard EE, Comstock RD (2006). Injuries sustained by rugby players present in the United States emergency departments, 1978 through 2004. J Athl Train 41: 325–331.

Korrespondenzadresse

Dr. Casper Grim
Am Finkenhügel 1
49076 Osnabrück
Tel.: 0541-405-6201
Fax: 0541-405-6299
E-Mail: casper.grim@klinikum-os.de

Pathomechanik und Verletzungsmuster

Thomas Tischer, Ulrich Brunner, Stefan Greiner,
Michael Krüger-Franke, Matthias Muschol

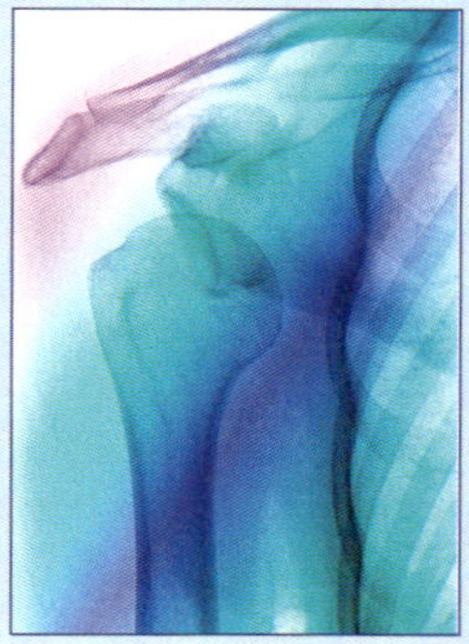

Das Schultergelenk zeichnet sich durch eine relativ kleine Artikulationsfläche der Gelenkpartner und damit durch eine große Bewegungsfreiheit aus, was das Gelenk für Instabilitäten anfällig macht [29]. Ein eng verzahntes System, bestehend aus Labrum glenoidale, Gelenkkapsel, diversen Bändern und Muskeln sorgt in der gesunden Schulter durch statische und dynamische Mechanismen für die nötige Stabilität [1, 20]. Kommt es zu einer Störung dieser Mechanismen, resultiert eine Instabilität der Schulter durch die verschiedenen Ursachen. Eine „normale" Hyperlaxität ist dabei unbedingt von einer „pathologischen" Instabilität zu unterscheiden. Im Folgenden werden die stabilisierenden Mechanismen beschrieben, pathologische Befunde dargestellt und schließlich die Ursachen und Folgeschäden der Schulterinstabilität dargestellt.

Schulterstabilisierende Mechanismen – anatomische Grundlagen und pathologische Befunde

Knöcherne Mechanismen

Normale Anatomie

Die Cavitas glenoidalis (ca. 6–7 cm^2) der Skapula bildet zusammen mit dem Caput humeri (ca. 20–24 cm^2) die Articulatio glenohumeralis. Diese unzureichende knöcherne Kongruenz macht das Gelenk anfällig für Luxationen. Im axialen Röntgenbild lässt sich dieses Missverhältnis durch den transversalen glenohumeralen Index quantifizieren (Normalwert ca. 0,57). Neben der Größe der knöchernen Kontaktfläche spielen aber auch Inklination und Torsion von Glenoid und Humeruskopf eine Rolle. Der Normalwert für die glenoidale bzw. humerale Retroversion liegt dabei zwischen 2 und 5° bzw. 30 und 45°. Die humerale Inklination beträgt zwischen 130 und 150°.

Pathologie

Ein Verlust der knöchernen Stabilität ist eine wichtige Ursache für die rezidivierende Schulterinstabilität und wird häufig übersehen [28]. Bei der Schulterluxation liegt meist eine bifokale Schädigung vor. Schäden am anterioren Glenoidrand (weichteilig oder knöchern) werden von Schäden am posterioren Humerus (Hill-Sachs-Delle) begleitet. Die Häufigkeit knöcherner Läsionen schwankt dabei zwischen verschiedenen Literaturangaben. Bei Erstluxationen bestehen in bis zu 22 % der Fälle glenoidale Knochenverluste und 70 % humeralseitige Defekte, wobei die Prävalenz von *„engaging"* Hill-Sachs-Defekten in einer aktuellen Studie mit 7 % angegeben wird [19].

Itoi et al. beschrieben eine signifikant verminderte Stabilität ab einem knöchernen anterior-inferioren Glenoidverlust von 21 % der Glenoidlänge (entsprechend einer Breite von 6,8 mm) [15]. Da die meisten knöchernen Glenoiddefekte mehr anterior liegen, konnten Yamamoto et al. nachweisen, dass es ab einem anterioren Glenoidverlust von 6 mm (entsprechend 20 % der Glenoidlänge bzw. 26 % der Glenoidbreite) zu einer signifikant verminderten Stabilität kommt [31]. Eine exakte prä- und intraoperative Diagnostik ist hier von entscheidender Bedeutung, um relevante knöcherne Defekte richtig zu beurteilen (siehe Kap. „Epidemiologie und Klassifikation"). Eine häufig verwendete Klassifikation zur Einteilung von knöchernen Glenoidranddefekten stammt von Bigliani (➢ Tab. 1). Abzugrenzen von den traumatischen Knochendefekten sind angeborene knöcherne Dysplasien (selten!).

Tab. 1. Einteilung der knöchernen Glenoiddefekte nach Bigliani [4].

Typ 1:	Akute Fraktur
Typ 2:	In Fehlstellung verheiltes Fragment
Typ 3a:	Erosion des knöchernen Pfannenrandes <25 %
Typ 3b:	Erosion des knöchernen Pfannenrandes >25 %

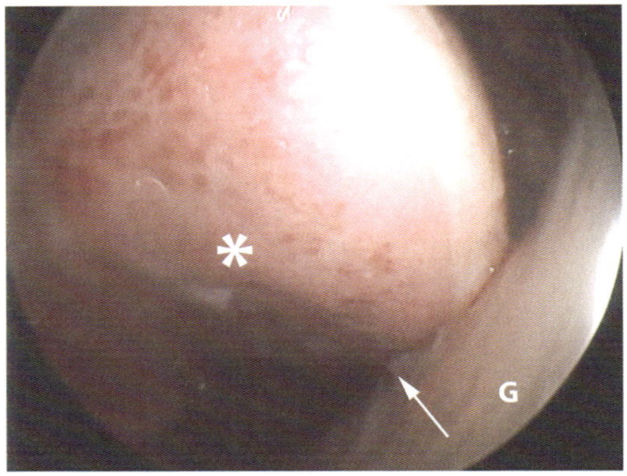

Abb. 1. Darstellung einer „engaging" Hill-Sachs-Delle (*) am vorderen Glenoidrand (G, mit Pfeil gekennzeichnet) mit Blick von posterior.

Die Klassifikation von humeralen Knochendefekten ist schwieriger. Vor allem ist die physiologische knorpelfreie „*bare area*" von der Hill-Sachs-Delle zu unterscheiden. Eine ältere Einteilung der Verletzungsschwere der Hill-Sachs-Läsion beruht auf Calandra et al. (➢ Tab. 2) [6], wobei v. a. das Calandra-III-Stadium therapierelevant bei entsprechender Lokalisation ist. Ein wesentliches Kriterium ist das Vorliegen des so genannten „Einhakens", also „*engaging*" des Humeruskopfes, welches bei Außenrotation/Abduktion am vorderen Glenoid auftritt (➢ Abb. 1). Hierfür wurde neuerdings das Konzept des „*glenoid track*" geprägt, welches darlegt, ab welcher knöcherner Defektgröße am Glenoid und Humerus es zum Verlust der knorpelig artikulierenden Gelenkfläche kommt (sog. *off track*) und damit zu einer Luxation führt [7].

Bei starker sportlicher Belastung kann es auch zu einer Erhöhung der humeralen Retroversion bei jungen Wurfsportlern im Rahmen einer Adaptation an die Wurfbelastung kommen, wohl um den anterioren Kapsel-Labrum-Komplex durch die erhöhte knöcherne Außenrotationsfähigkeit zu schützen [27].

Tab. 2. Einteilung der Hill-Sachs-Defekte nach Calandra [6].

Grad 1:	Knorpeldefekt, subchondraler Knochen intakt
Grad 2:	Subchondraler Knochen mit betroffen
Grad 3:	Großer Defekt im subchondralen Knochen

Labrum/Kapsel/glenohumerale Bänder

Normale Anatomie

Das Labrum glenoidale umfasst zirkulär die Cavitas glenoidalis und bildet eine funktionelle Einheit mit der Gelenkkapsel, den glenohumeralen Bändern und der langen Bizeps- und Trizepssehnen [12]. Aus funktioneller Sicht wird dadurch die knöcherne Gelenkfläche um ca. 30 % vergrößert und somit die Stabilität erhöht [20]. Weiterhin trägt das Labrum glenoidale durch die feste Verankerung am Skapulahals und die Verbindung mit den glenohumeralen Bändern und der Gelenkkapsel zur ligamentären Stabilisierung bei. Zudem soll ein intakter labrokapsulärer Komplex beim Auftreten von Zugkräften für das Entstehen eines negativen intraartikulären Drucks verantwortlich sein und somit auch zur Stabilisierung beitragen. Das Labrum glenoidale weist im superioren und anterosuperioren Bereich häufig anatomische Varianten auf:

- *Sublabraler Rezessus, meniskoides Labrum:* Diese finden sich häufig im superioren Bereich. Dabei zeigt sich ein kleiner Rezessus zwischen Knorpel und Labrum, ohne dass jedoch eine pathologische Ablösungen mit Instabilität im Bizepsanker (sog. SLAP-Läsionen) vorliegt. Hier ist die dynamische Unter-

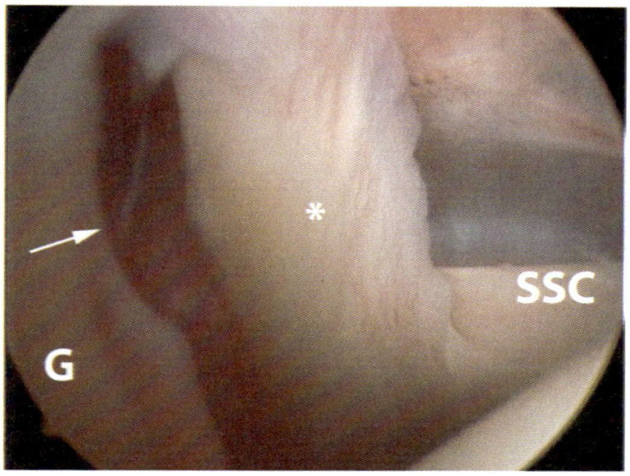

Abb. 2. Buford-Komplex mit fehlendem antero-superioren Labrum (Pfeil) sowie verdicktem („cord-like") MGHL (*). SSC: M. subscapularis, G: Glenoid.

suchung mit Tasthaken entscheidend, um die Tiefenausdehnung zu evaluieren!

- *Sublabrales Foramen („sublabral hole"):* Hierbei handelt es sich um eine komplette Separation des Labrums vom Glenoid im anterosuperioren Bereich. Die Inzidenz wird dabei zwischen 12 und 18,5% angegeben [13].
- *Buford-Komplex:* Beim seltenen Buford-Komplex handelt es sich um ein fehlendes Labrum anterior-superior, an dessen Stelle ein dickes, „*cord-like*" MGHL tritt (➢ Abb. 2). Die Inzidenz hierbei wird mit 1,5 bis 6% angegeben [13].

Die Gelenkkapsel stellt ein kompliziertes System aus zirkulär und radiär angeordneten Kollagenfasern dar und wird ventral durch variable Verstärkungszüge (Lig. coracohumerale, SGHL, MGHL, IGHL) verstärkt [9]. Das superiore glenohumerale Ligament (SGHL) stabilisiert die Schulter nach posterior und inferior und verhindert als Teil des Pulley-Systems eine Luxation der langen Bizepssehne aus dem Sulcus [5]. Das mittlere glenohumerale Ligament (MGHL) ist unterschiedlich entwickelt und nicht in jedem Fall klar erkenntlich. Manchmal kommt es als „*Cord-like*"-Variante vor und gilt dann als protektiv gegen Schulterluxationen [13]. Es spielt eine wichtige Rolle als anteriorer Stabilisator während der Abduktion/Außenrotation [5]. Das inferiore glenohumerale Ligament (IGHL) besteht aus einem starken anterioren Band und einem posterioren Band. Zwischen beiden Anteilen befindet sich der axilläre Rezessus. Dadurch wird der Humeruskopf in der vulnerablen hohen Abduktions-/Außenrotationsstellung stabilisiert [5]. Die Einteilung der Kapselbänder nach Morgan spiegelt die variable Ausprägung wieder (➢ Tab. 3) [21].

Pathologie

Bei Schulterinstabilitäten finden sich ubiquitär pathologische Veränderungen im Labrum-Kapsel-Bereich [8]. Hierbei sollen im Folgenden die wichtigsten aufgeführt werden:

- *SLAP-Läsionen:* Im oberen Glenoidbereich finden sich häufig kleinere Rezessi unterhalb des Labrums, die von pathologischen Veränderungen, den sog. SLAP-Läsionen unterschieden werden müssen. Nach Maffet werden dabei 7 Typen unterschieden. Im Rahmen einer anterioren Schulterluxation finden sich in bis zu 20% der Fälle begleitende SLAP-Läsionen (z.B. SLAP 5) [14].
- *Bankart-Läsion:* Läsionen des anterior-inferioren Kapsel-Labrum-Komplexes sind sehr häufig [8, 21]. Die sog. Bankart-Läsion beschreibt den Abriss des Kapsel-Labrum-Komplexes vom Glenoid und stellt die häufigste Begleitverletzung dar (bis zu 80% der Fälle).

Tab. 3. Einteilung der Kapselbänder nach Morgan [21].

	Glenohumerale Bänder	Inzidenz
Typ 1:	SGHL, MGHL, IGHL können separat identifiziert werden	66%
Typ 2:	IGHL und MGHL sind verbunden	7%
Typ 3:	MGHL als „Cord-like"-Variante	19%
Typ 4:	Keine Ligament zu identifizieren	8%

- *ALPSA-Läsion:* Bei der ALPSA-Läsion (**a**nterior **l**abroligamentous **p**eriosteal **s**leeve **a**vulsion) kommt es zum Vernarben des abgerissenen Kapsel-Labrum-Komplexes medial am Skapulahals in insuffizienter Position.
- *Perthes-Läsion:* Dabei ist das Periost vom medialen Skapulahals abgerissen, wogegen die Verbindung zum Labrum glenoidale bestehen bleibt.
- *Posteriore Labrumablösung:* Diese können nach Kim in 4 Typen eingeteilt werden: I: inkomplette Ablösung, II: kleiner Riss oder inkomplette und verborgene Labrumläsion, III: chondrolabraler Schaden, IV: Lappenriss (sehr selten) [18].
- *HAGL-Läsion:* Selten können auch humerale Ablösungen der Kapsel, so genannte HAGL-Läsionen (**h**umeral **a**vulsion of **g**lenohumeral **l**igaments) oder auch Reversed-HAGL-Läsionen (➢ Abb. 3) vorkommen. Insbesondere in Fällen ohne erkennbare Labrumläsionen nach Schulterluxation sollte intensiv danach gesucht werden!
- *Non-Bankart-Läsion:* Eine defekte Kapsel wird als Non-Bankart-Läsion beschrieben. Es wurde nachgewiesen, dass mit der Anzahl der Luxationen die Defekte der Kapsel progredient sind und separat mitbehandelt werden müssen (begleitender Kapselshift) [8]. Kennzeichnend hierfür ist z. B. ein positives „Drive-through"-Zeichen während der Arthroskopie, d. h. mit der Kamera kann im posterioren Portal an der Vorderwand des Glenoids bis in den Recessus axillaris geglitten werden. Ein weites Rotatorenintervall kann für inferiore Instabilitäten verantwortlich sein.
- *GLAD-Läsion:* Auch begleitende Knorpelverletzungen können vorkommen und werden dann als GLAD-Läsionen (**gl**eno**l**abral **a**rticular **d**isruption) bezeichnet (➢ Abb. 4).

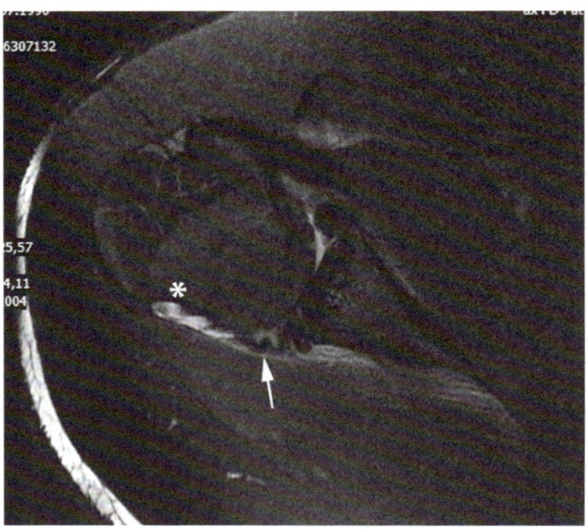

Abb. 3. MRT-Bild einer hinteren HAGL-Läsion. * zeigt den leeren humeralen Ansatz, während der Pfeil das abgerissene, gewellte Kapselgewebe zeigt.

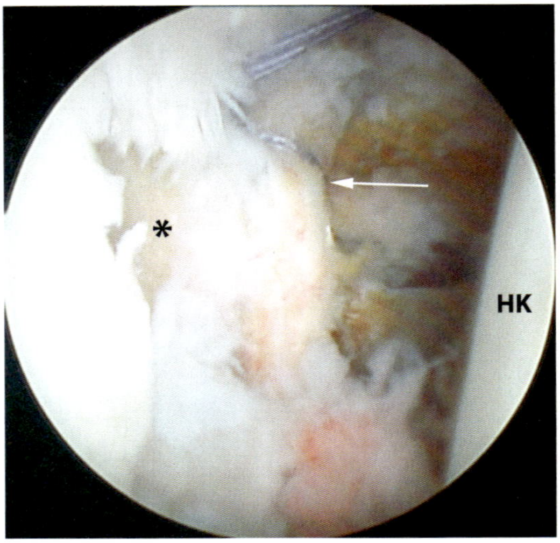

Abb. 4. GLAD-Läsion. Deutlich zu erkennen ist der anteriore Knorpelschaden (*) kombiniert mit einer Labrumläsion. Der Pfeil zeigt dabei bereits eine Refixation des Labrums. HK: Humeruskopf.

Dynamische Mechanismen

Normale Anatomie

Neben den statischen Stabilisierungsmechanismen haben auch die Rotatorenmanschette, die lange Bizepssehne und der skapulothorakale Rhythmus eine wichtige Funktion für die Stabilität der Schulter. Zudem werden Einflüsse des Vakuumeffekts und der Propriozeption diskutiert.

In einer Studie konnte der stabilisierende Einfluss der langen Bizepssehne auf das glenohumerale Gelenk in der hohen Abduktions-/Außenrotationsbewegung nachgewiesen werden, wodurch sich die Belastungen auf das IGHL reduzieren [26]. Die Fasern der langen

Bizepssehne strahlen dabei zum einen direkt in das Labrum ein, zum anderen verankert sich ein Teil direkt am Tuberculum supraglenoidale, wobei dies die biomechanisch wichtigen Fasern sind. Die Durchtrennung der labralen Einstrahlung ruft keine Instabilität im Bizepsanker hervor, durchtrennt man jedoch die tiefen Fasern am Tuberculum supraglenoidale, dann kommt es zu einer deutlichen Instabilität des Bizepsankers [10]. Ebenso tragen die vier Muskeln der Rotatorenmanschette zur dynamischen Stabilisierung durch aktive Zentrierung des Humeruskopfes im Glenoid bei [20]. Die skapuläre Muskulatur erbringt über die korrekte Positionierung der Skapula eine Stabilisierung des Glenohumeralgelenkes [17].

Pathologie

Muskuläre/koordinative Probleme im Bereich der Skapulamuskulatur können zu einer pathologischen Position der Skapula und gestörtem Bewegungsspiel der Skapula mit dem Humerus führen und so Instabilitäten begünstigen [17]. Dies wird in der Klassifikation der Instabilitäten nach Bailey als ein eigener Punkt (Bailey polar 3) berücksichtigt [2]. Beim Versagen der Rotatorenmanschette im Rahmen einer Defektarthropathie kommt es zur anterior-superioren Instabilität. Sehr selten können auch Nervenschäden (z. B. N. suprascapularis, N. axillaris) als Ursache für ein muskulär dekompensiertes Schultergelenk vorkommen.

Pathogenese der Schulterinstabilität

Prädisponierend für Schulterinstabilitäten wirken o. g. Faktoren. Im Folgenden sollen noch kurz für die jeweils einzelnen Instabilitätsrichtungen die wichtigsten pathogenetischen Faktoren dargestellt werden.

Vordere Instabilität

Für die vordere Instabilität spielt das akute Trauma eine wichtige Rolle. Gefährdet sind v. a. Sportarten mit sog. Risikoposition in hoher Armabduktion/Außenrotation (z. B. Handball). In diesem Zusammenhang sei auf den GOTS-Konsensus zur Klassifikation von Risikosportarten verwiesen, der an anderer Stelle in diesem Heft behandelt wird. Die Reluxationsrate steigt dabei mit der Anzahl der bereits stattgefundenen Luxationen durch chronische Kapseldefekte und knöcherne Glenoidranddefekte [28].

Die so genannte „Sportlerschulter" beschreibt einen pathologischen Zustand, der durch revidierende Mikrotraumen im Rahmen extremer Belastungen bei der Wurfbewegung gekennzeichnet ist. Akute Schulterluxationen treten dabei fast nie auf, vielmehr finden sich dynamische Impingementsyndrome (ASI, PSI) mit typischen Begleitverletzungen wie eine weite vordere Kapsel, kontrakte hintere Kapsel, SLAP-Läsionen und artikularseitige Supraspinatussehnenläsionen. Die Komplexität der Sportlerschulter ist in der speziellen Literatur dargestellt [16].

Um das Reluxationsrisiko nach arthroskopischer Schulterstabilisierung einschätzen zu können, wurde von Balg und Boileau der sog. ISIS Score (**i**nstability **s**everity **i**ndex **s**core) anhand unterschiedlicher Kriterien entwickelt (➢ Tab. 4) [3].

Tab. 4. Instability Severity Index Score (ISIS) nach Balg et al. [3]. Ein Score über 6 stellt ein erhöhtes Risiko für Reluxationen nach arthroskopischer Stabilisierung dar.

Prognostischer Faktor (ISIS Score)	
Alter bei OP (Jahre)	
<20	2
>20	0
Sportniveau (präoperativ)	
Leistungssport	2
Freizeitsport	0
Sportart (präoperativ)	
Kontakt-/Überkopfsport	1
Andere	0
Schulterlaxität	
Hyperlaxität der Schulter (ant. oder inf.)	1
Normale Kapsellaxität	0
Hill-Sachs-Läsion auf ap Röntgen	
Sichtbar in Außenrotation	2
Nicht sichtbar in Außenrotation	0
Glenoidaler Knochenverlust im ap Röntgen	
Verlust der Kontur	2
Keine Läsion	0
Maximale Punktzahl	**10**

Hintere Instabilität

Die Pathogenese der hinteren Instabilität ist ähnlich der vorderen, nur dass hier die Kräfte in entgegengesetzter Wirkung auftreten und die hintere Schulterinstabilität deutlich seltener ist. Rezidivierende Mikrotraumen finden sich z. B. häufig beim Blocken im American Football oder im Kraftsport beim Bankdrücken. Als Sonderfall sei hier noch die Luxation beim epileptischen Anfall oder bei Stromunfällen genannt, wodurch der Humeruskopf durch die starke Muskelkontraktionen der kräftigen Innenrotatoren nach posterior-superior aus dem Gelenk gezogen wird [22, 24]. Als Besonderheit ist noch die chronisch verhakte hintere Schulterluxation zu erwähnen, die aufgrund der häufig übersehenen akut verhakten hinteren Schulterluxation vorkommen kann.

Multidirektionale Instabilität (MDI)

Die Pathogenese der multidirektionalen Instabilität ist vielschichtig (➢ Abb. 5), selten findet sich ein isolierter Faktor [30]. Auslösend kann ein Minor-Trauma bei bestehender Kapsel-/Bandlaxität (oft genetisch bedingt, selten durch repetitive Mikrotraumen) oder Bindegewebserkrankungen wie z. B. dem Marfan-Syndrom oder Ehlers-Danlos-Syndrom sein. Ein guter Score zur Abschätzung der generellen Hyperlaxität ist der Beighton-Score (siehe auch Kapitel „Epidemiologie und Klassifikation"). Eine weitere wichtige Rolle spielt auch eine fehlerhafte motorische Koordination der beteiligten Muskeln. Psychische Faktoren können begünstigend dazu kommen, gerade bei der willkürlichen Schulterluxation.

Begleitverletzungen nach Schulterluxation

Bei akuten Schulterluxationen ist im Besonderen auf typische Begleitverletzungen zu achten [23, 25]. Neben den typischen Kapsel-/Labrum-, Knorpel- und knöchernen Verletzungen sind insbesondere Gefäß-/Nervenverletzungen zu beachten. So traten in einer großen Serie von 3633 akuten Schulterluxationen immerhin in 5,8 % der Fälle neurologische Defizite auf, während begleitende Rotatorenmanschettenrupturen / Tuberculum-majus-Frakturen in 25,7 % der Fälle gefunden wurden [24]. RM-Rupturen traten v. a. bei älteren Patienten (mittleres Alter 63,2 Jahre) auf. Neurologische Defizite kamen dabei in der Gruppe mit RM-Rupturen und Tuberculum-Frakturen signifikant häufiger vor. Gefäßverletzungen scheinen extrem selten zu sein [23, 24]. Assoziierte Läsionen des oberen Bizepssehnenkomplexes sind häufig [14]. Selten treten im jungen Alter auch Wachstumsfugenverletzungen auf [27].

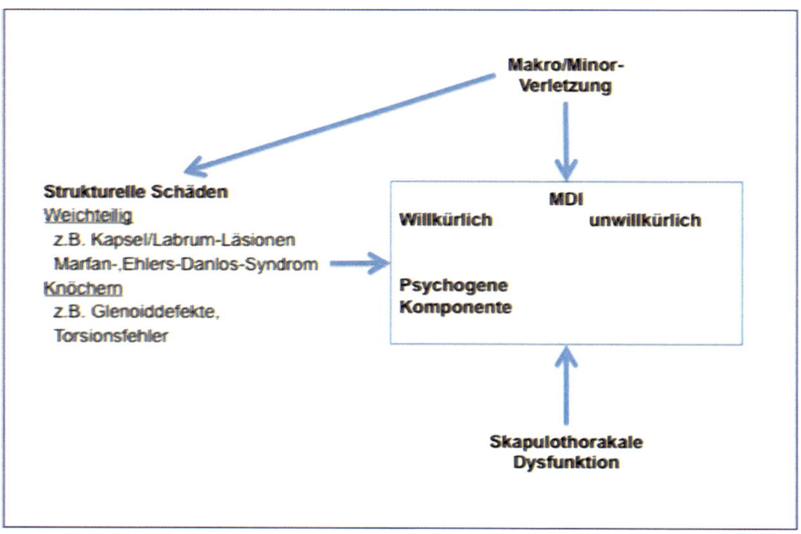

Abb. 5. Schaubild MDI.

Folgeschäden der instabilen Schulter

Langzeitfolge einer instabilen, rezidivierend luxierenden Schulter ist die Arthroseentwicklung. In einer Studie von Hovelius wiesen 25 Jahre nach Schultererstluxation nur 44 % der Schultern keine Arthropathie auf. In 29 % bestand eine milde Arthropathie, eine mäßige in 9 % und eine Schwere in immerhin 17 % [11]. Höheres Alter bei Erstluxation und wiederkehrende Luxationen waren dabei ein besonders hohes Risiko, während durch Stabilisierung der Schulter eine geringere Arthropathie auftrat. Erwähnenswert ist jedoch, dass auch 18 % der Schultern nach nur einmaliger Schulterluxation eine moderate/schwere Arthropathie nach 25 Jahren aufweisen.

Zusammenfassung

Für den behandelnden Arzt ist es wichtig, die grundlegenden Stabilisierungsmechanismen (knöchern, weichteilig, dynamisch) der Schulter zu kennen sowie über Ursachen und Risikofaktoren einer Instabilität Bescheid zu wissen. Dies ist sowohl für die Prävention als auch für die Rehabilitation nach Verletzungen entscheidend. Für die operative Therapie ist das exakte Diagnostizieren der vorliegenden Verletzungsmuster (Bankart, Non-Bankart, ALPSA, Perthes, HAGL, GLAD, SLAP) enorm wichtig, v. a. auch die sichere Unterscheidung zu anatomischen Normvarianten wie z. B. dem sublabralen Foramen oder dem Buford-Komplex. An Begleitverletzungen ist v. a. auf Rotatorenmanschettenrupturen (v. a. bei älteren Menschen) und Nervenverletzungen zu achten. Langzeitfolge einer instabilen Schulter kann dabei in vielen Fällen die Entwicklung einer Arthropathie sein.

Literatur

1. Abboud JA, Soslowsky LJ (2002). Interplay of the static and dynamic restraints in glenohumeral instability. Clinical orthopaedics and related research: 48-57.
2. Bailey I (2006. Concepts od shoulder instability, pathological muscle patterning and scapula dyskinesia. A new light through old windows. In: Brunner UH (ed.) Spezialgebiete aus der Schulter- und Ellenbogenchirurgie. Steinkopff-Verlag, Heidelberg, 187–190.
3. Balg F, Boileau P (2007). The instability severity index score. A simple pre-operative score to select patients for arthroscopic or open shoulder stabilisation. The Journal of bone and joint surgery. British volume 89: 1470–1477.
4. Bigliani LU, Newton PM, Steinmann SP et al. (1998). Glenoid rim lesions associated with recurrent anterior dislocation of the shoulder. The American journal of sports medicine 26: 41–45.
5. Burkart AC, Debski RE (2002). Anatomy and function of the glenohumeral ligaments in anterior shoulder instability. Clinical orthopaedics and related research: 32–39.
6. Calandra JJ, Baker CL, Uribe J (1989). The incidence of Hill-Sachs lesions in initial anterior shoulder dislocations. Arthroscopy : the journal of arthroscopic & related surgery : official publication of the Arthroscopy Association of North America and the International Arthroscopy Association 5: 254–257.
7. Di Giacomo G, Itoi E, Burkhart SS (2014). Evolving concept of bipolar bone loss and the Hill-Sachs lesion: from "engaging/non-engaging" lesion to "on-track/off-track" lesion. Arthroscopy : the journal of arthroscopic & related surgery : official publication of the Arthroscopy Association of North America and the International Arthroscopy Association 30: 90–98.
8. Habermeyer P, Gleyze P, Rickert M (1999). Evolution of lesions of the labrum-ligament complex in posttraumatic anterior shoulder instability: a prospective study. Journal of shoulder and elbow surgery / American Shoulder and Elbow Surgeons ... [et al.] 8: 66–74.
9. Habermeyer P, Schuller U (1990). Significance of the glenoid labrum for stability of the glenohumeral joint. An experimental study. Der Unfallchirurg 93: 19–26.
10. Healey JH, Barton S, Noble P et al. (2001). Biomechanical evaluation of the origin of the long head of the biceps tendon. Arthroscopy: the journal of arthroscopic & related surgery: official publication of the Arthroscopy Association of North America and the International Arthroscopy Association 17: 378–382.
11. Hovelius L, Saeboe M (2009). Neer Award 2008: Arthropathy after primary anterior shoulder dislocation – 223 shoulders prospectively followed up for twenty-five years. Journal of shoulder and elbow surgery / American Shoulder and Elbow Surgeons ... [et al.] 18: 339–347.
12. Huber WP, Putz RV (1997). Periarticular fiber system of the shoulder joint. Arthroscopy : the journal of arthroscopic & related surgery : official publication of the Arthroscopy Association

of North America and the International Arthroscopy Association 13: 680–691.
13. Ilahi OA, Labbe MR, Cosculluela P (2002). Variants of the anterosuperior glenoid labrum and associated pathology. Arthroscopy : the journal of arthroscopic & related surgery : official publication of the Arthroscopy Association of North America and the International Arthroscopy Association 18: 882–886.
14. Imhoff AB, Ansah P, Tischer T et al. (2010). Arthroscopic repair of anterior-inferior glenohumeral instability using a portal at the 5:30-o'-clock position: analysis of the effects of age, fixation method, and concomitant shoulder injury on surgical outcomes. The American journal of sports medicine 38: 1795–1803.
15 Itoi E, Lee SB, Berglund LJ et al. (2000). The effect of a glenoid defect on anteroinferior stability of the shoulder after Bankart repair: a cadaveric study. The Journal of bone and joint surgery. American volume 82: 35–46.
16. Kibler WB, Kuhn JE, Wilk K et al. (2013). The disabled throwing shoulder: spectrum of pathology-10-year update. Arthroscopy : the journal of arthroscopic & related surgery : official publication of the Arthroscopy Association of North America and the International Arthroscopy Association 29: 141–161 e126.
17. Kibler WB, Ludewig PM, Mcclure PW et al. (2013). Clinical implications of scapular dyskinesis in shoulder injury: the 2013 consensus statement from the 'Scapular Summit'. British journal of sports medicine 47: 877–885.
18. Kim SH, Kim HK, Sun JI et al. (2004). Arthroscopic capsulolabroplasty for posteroinferior multidirectional instability of the shoulder. The American journal of sports medicine 32: 594–607.
19. Kurokawa D, Yamamoto N, Nagamoto H et al. (2013). The prevalence of a large Hill-Sachs lesion that needs to be treated. Journal of shoulder and elbow surgery / American Shoulder and Elbow Surgeons ... [et al.] 22: 1285–1289.
20. Lippitt S, Matsen F (1993). Mechanisms of glenohumeral joint stability. Clinical orthopaedics and related research: 20–28.
21. Morgan CD, Rames RD, Snyder SJ (1993). Anatomical variants of the glenohumeral ligaments. In: Snyder SJ (ed) Shoulder arthroscopy. McGraw-Hill, New York, 33–41.
22. Paul J, Buchmann S, Beitzel K et al. (2011). Posterior shoulder dislocation: systematic review and treatment algorithm. Arthroscopy : the journal of arthroscopic & related surgery : official publication of the Arthroscopy Association of North America and the International Arthroscopy Association 27: 1562–1572.
23. Perron AD, Ingerski MS, Brady WJ et al. (2003). Acute complications associated with shoulder dislocation at an academic Emergency Department. The Journal of emergency medicine 24: 141–145.
24. Robinson CM, Aderinto J (2005). Recurrent posterior shoulder instability. The Journal of bone and joint surgery. American volume 87: 883–892.
25. Robinson CM, Shur N, Sharpe T et al. (2012). Injuries associated with traumatic anterior glenohumeral dislocations. The Journal of bone and joint surgery. American volume 94: 18–26.
26. Rodosky MW, Harner CD, Fu FH (1994). The role of the long head of the biceps muscle and superior glenoid labrum in anterior stability of the shoulder. The American journal of sports medicine 22: 121–130.
27. Sabick MB, Kim YK, Torry MR et al. (2005). Biomechanics of the shoulder in youth baseball pitchers: implications for the development of proximal humeral epiphysiolysis and humeral retrotorsion. The American journal of sports medicine 33: 1716–1722.
28. Tischer T, Kreuz PC (2014). Management der fehlgeschlagenen vorderen Schulterstabilisierung. Obere Extremität 9: 90–95.
29. Tischer T, Vogt S, Kreuz PC et al. (2011). Arthroscopic anatomy, variants, and pathologic findings in shoulder instability. Arthroscopy : the journal of arthroscopic & related surgery : official publication of the Arthroscopy Association of North America and the International Arthroscopy Association 27: 1434–1443.
30. Werner A (2009). Multidirectional shoulder instability. Nonoperative and operative treatment strategies. Der Orthopade 38: 64–69.
31. Yamamoto N, Itoi E, Abe H et al. (2009). Effect of an anterior glenoid defect on anterior shoulder stability: a cadaveric study. The American journal of sports medicine 37: 949–954.

Korrespondenzadresse

Prof. Dr. Thomas Tischer
Sektion Sportorthopädie & Prävention
Orthopädische Klinik und Poliklinik
Universitätsmedizin Rostock
Doberaner Straße 142
18057 Rostock
Tel.: (+49)381494-9335
E-Mail: Thomas-tischer@med.uni-rostock.de

State-of-the-art: Bildgebung bei Schulterinstabilität

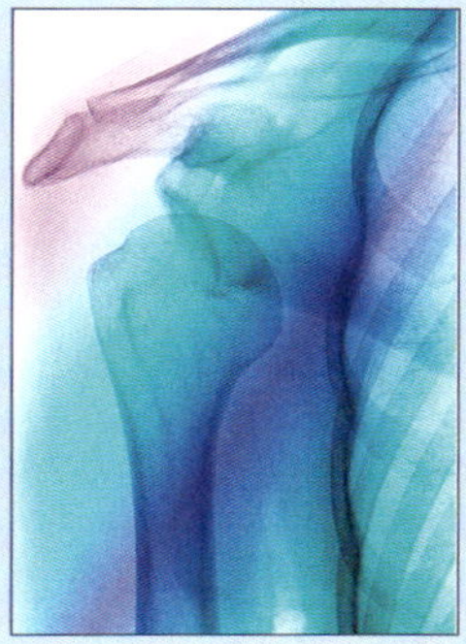

Claudia Schüller-Weidekamm, Ulrich Brunner, Alli Gokeler, Oliver Miltner, Matthias Muschol

Die Empfehlungen zur Bildgebung für die Schulterinstabilität wurden von der Expertengruppe in einmalige traumatische Luxation und habituelle/rezidivierende Luxation jeweils für Erwachsene und Kinder aufgeteilt. Die Projektionsradiographie sollte in jedem Fall für die Primärdiagnostik eingesetzt werden, während knöcherne Verletzungen am zuverlässigsten mit der Computertomografie nachgewiesen und für die weitere Therapieplanung ausgemessen werden. Begleitverletzungen der Schulterluxation werden mittels Magnetresonanztomografie oder Ultraschall dargestellt, wobei allerdings die Verletzung des Labrums, der Kapsel oder der Bänder weiterhin die Domäne der MR-Arthrografie ist.

Einleitung

Bei einer traumatischen unidirektionalen vorderen Schulterluxation stößt der Humeruskopf mit der posterokranialen Zirkumferenz gegen den anterior-inferioren Pfannenrand an. Je nach Schweregrad der Verletzung kommt es zu der typischen Hill-Sachs-Delle, einer Impressionsfraktur des Humeruskopfes sowie zu einer korrespondierenden Verletzung des antero-inferioren Labrums (➢ Abb. 1a + b). Die Pfannenrandverletzung kann rein weichteilig (Labrum, Bänder, Kapsel) oder mit kleinen knöchernen Absprengungen bis hin zu großen Frakturen des Glenoids vorkommen. Die Größe des Pfannenranddefekts ist einer der kritischen Faktoren für die Stabilität des Gelenkes (Yamamoto et al. 2014). Aus diesem Grund ist die exakte Bestimmung der Größe und Form der Frakturfragmente bzw. der Größe des Glenoiddefektes von großer klinischer Relevanz, um die Operation für eine weichteilige oder knöcherne Rekonstruktion bzw. Knochenblockauffüllung des Glenoiddefekts zu planen.

Abb. 1a + b. Die MDCT der Schulter zeigt die knöchernen Defekte nach vorderer einmaliger Schulterluxation.

Axiale Ebene auf Höhe des Korakoids: lateral gelegene ausgedehnte Hill-Sachs-Delle (Pfeil).

Axiale Ebene auf Höhe des unteren Glenoiddrittels: Bankart mit kleinem Knochenfragment (Pfeil).

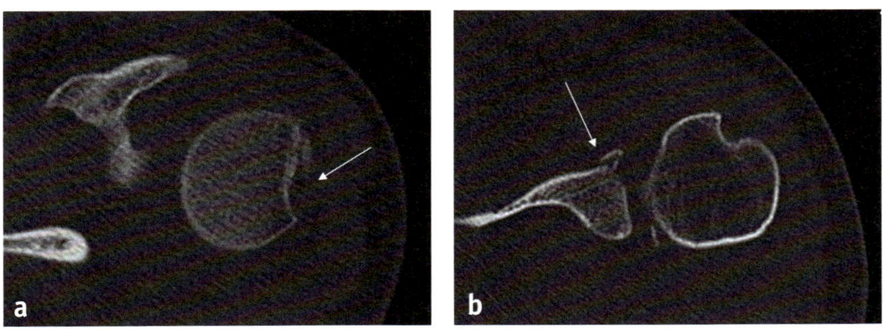

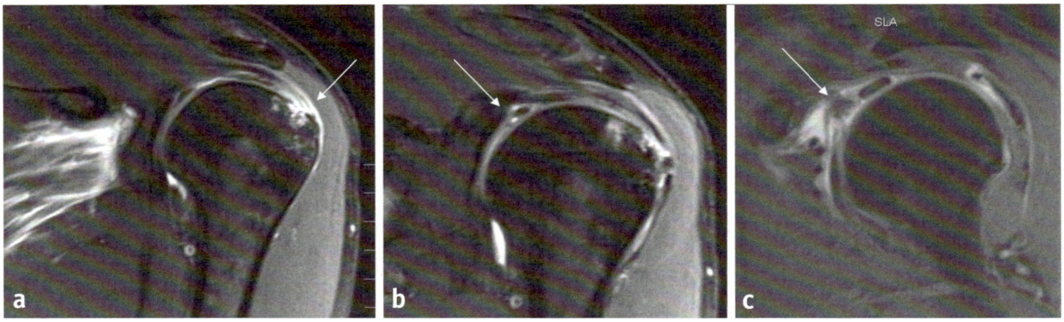

Abb. 2a–c. 3-Tesla-MRT nach vorderer Schulterluxation mit Begleitverletzungen.

a – Parakoronare protonengewichtete Sequenz mit Fettunterdrückung zeigt die artikularseitige Teilruptur der Supraspinatussehne im Ansatzbereich (PASTA-Läsion), lediglich nur noch einzelne bursaseitigeFasern decken den Sehnendefekt (Pfeil).

b – Parakoronare protonengewichtete Sequenz mit Fettunterdrückung zeigt die Läsion des antero-superioren Labrums (SLAP II) ohne Einriss in die Bizepssehne (Pfeil).

c – Parasagittale T1-gewichtete Sequenz mit Fettunterdrückung zeigt die Partialruptur des superioren glenohumeralen Bandes. Die Bizeps-Pulley-Läsionen verursachen langfristig eine Instabilität der Bizepssehne (Pfeil).

Assoziierte Verletzungen sind posteriore bzw. superiore artikularseitige partielle bzw. komplette Rupturen der Supraspinatussehne (SSP), superiore Labrumeinrisse mit Beteiligung des Bizepsankers (SLAP Läsionen) oder Rotatorenintervall-Läsionen (Pulley Läsionen) (➢ Abb. 2a–c).

Korrespondierend zur vorderen Schulterluxation kommt es bei der hinteren Schulterluxation zu einer reversed Hill-Sachs-Delle und einer postero-inferioren Glenoidverletzung (reversed Bankart-Läsion) (➢ Abb. 3a–c).

Durch die Darstellung der knöchernen Verletzungen sowie der Begleitverletzungen bietet die Bildgebung zusätzlich zur Klinik und Anamnese eine Entscheidungsgrundlage für die richtige Therapie (konservativ versus operativ), um das Reluxationsrisiko gering zu halten.

Basierend auf der derzeitigen Datenlage werden in diesem Beitrag zur Bildgebung zunächst die relevanten bildgebenden Verfahren bezüglich der Technik und ihrer Aussagefähigkeit erörtert, damit die Empfehlungen der GOTS-Expertengruppe für die Schulterinstabilitäten nachvollziehbar sind.

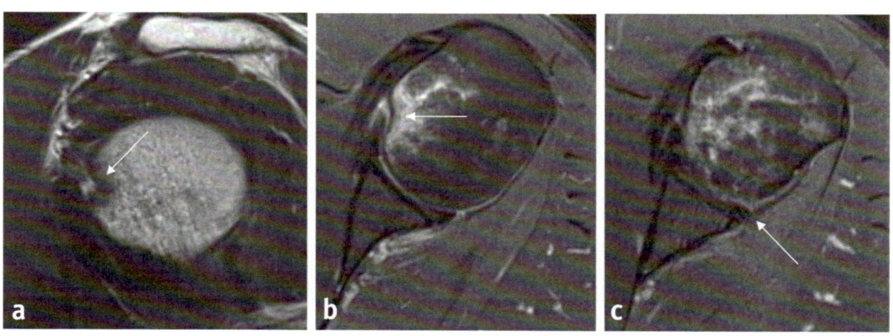

Abb. 3a–c. MRT nach hinterer Schulterluxation. Auf ausdrücklichen Wunsch des Patienten wurde die Untersuchung ohne intraartikuläre Kontrastmittelgabe durchgeführt.

a – Parasagittale T2-gewichtete Sequenz. Der vordere Defekt des Humeruskopfes entspricht einer reversed Hill-Sachs-Delle (Pfeil) durch die hintere Verhakung des Humeruskopfes gegen das hintere Glenoid.

b, c – Axiale protonengewichtete Sequenz mit Fettunterdrückung. Im Bereich der reversed Hill-Sachs-Delle ist ein Knochenmarködem nachweisbar, was auf die subakute Genese hindeutet (Pfeil in b). Aufgrund der fehlenden intraartikulären Kontrastmittelgabe kann der postero-inferiore Labrumdefek (reversed-Bankart-Läsion) nur bedingt abgegrenzt werden (Pfeil in c).

Projektionsradiografie

Für das chronische Setting werden drei Standardaufnahmen in der Projektionsradiographie empfohlen: die true antero-posteriore (true-a. p.-) Aufnahme, die Y- und die axiale Aufnahme. Die true-a. p. -Aufnahme wird in leichter Außenrotation mit profilgebendem Tuberculum majus in 45° lateraler Neigung angefertigt (➢Abb. 4a, ➢Abb. 5a). Zu beurteilen ist die Position des Oberarmkopfes gegenüber der Pfanne. An der Pfanne weist die

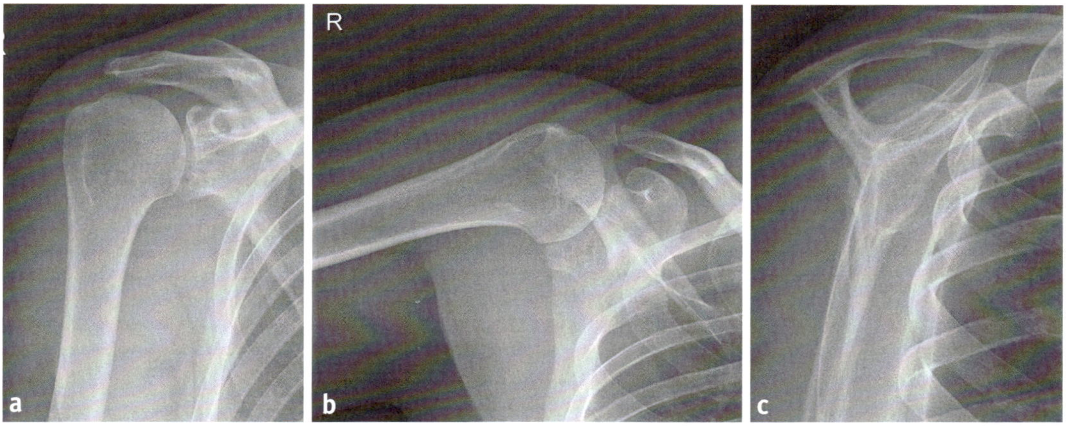

Abb. 4. Die drei Standardaufnahmen für das akute und chronische Trauma.
a – True antero-posteriore Aufnahme: das Tuberculum major sollte profilgebend abgebildet sein und der Gelenkspalt gut eingesehen werden.
b – Axiale Aufnahme: ist nicht immer im akuten Setting nach Luxation möglich.
c – Y-Aufnahme: dient zur Beurteilung des Schulterdachs und der Position des Humeruskopfes.

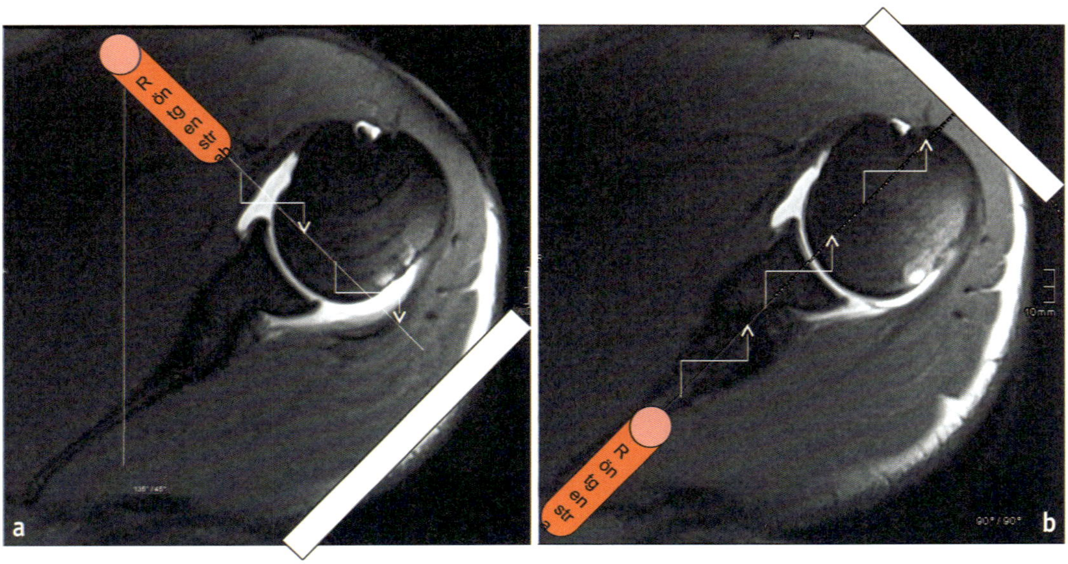

Abb. 5. Aufnahmetechnik der true antero-posterioren Aufnahme und der Y-Aufnahme.
a – Anfertigung der true antero-posterioren Aufnahme. Der Strahlengang wird um 45° zur sagittalen Körperachse geneigt, während die Aufnahme-Platte (weisser Balken) der Scapula anliegt und auf orthogonal getroffen wird.
b – Strahlengang entlang der Neigung der Scapula trifft orthogonal auf die parasagittal dem Humeruskopf angelegte Platte.

fehlende Skleroselinie auf einen Pfannenranddefekt hin (Jankaukas et al. 2010). Bei der Y-Aufnahme bilden das Korakoid und die Spina scapulae profilgebend eine Y-Form um die Fossa supraspinatus (➢ Abb. 4c, ➢ Abb. 5b). Auf dieser Aufnahme werden knöcherne Verletzungen des Korakoids besser beurteilt. Die axiale Aufnahme ist im akuten Setting nach Schulterluxation häufig nicht durchführbar (➢ Abb. 4b). Die Y-Aufnahme und die true-a.p.-Aufnahme werden jedoch im akuten Setting auf jeden Fall gefordert.

Magnetresonanztomografie

Die Magnetresonanztomografie (MRT) bietet einen hohen Weichteilkontrast und ist im Gegensatz zum US auch für die Darstellung tiefer liegender Strukturen wie das Rotatorenintervall oder das Labrum und die Bänder geeignet. Das MRT-Protokoll sollte eine T1-gewichtete Sequenz für die Darstellung des Knochenmarks sowie der anatomischen Strukturen enthalten (➢ Abb. 6a). Die STIR-Sequenz ist durch die Fettunterdrückung zum Nachweis des Knochenmarködems geeignet (➢ Abb. 6b). Weiter sind Sehnen- oder Labrumverletzungen sowie Muskelödeme oder Bandverletzungen und Bursitiden durch die signalreich dargestellte Flüssigkeit auf der STIR-Sequenz abgrenzbar. Diese beiden Sequenzen werden in parakoronarer Ebene entlang der Achse der Skapula empfohlen. Labrum- und Bandverletzungen sind in der axialen protonengewichteten Sequenz nachweisbar, welche mit Fettunterdrückung einen besseren Kontrast zu den umgebenden Strukturen bietet. Ebenso wird der glenohumerale Knorpelbelag auf der PD-Sequenz beurteilt (➢ Abb. 6c). Die parasagittale Ebene wird in der Pfannenebene und um 90° auf den Skapulahals geneigt. Die parasagittale T2-gewichtete Sequenz eignet sich für die Beurteilung der Qualität und des Volumens der Rotatorenmanschettenmuskulatur(➢ Abb. 6d) (➢ Tab. 1 mit MR-Sequenzen).

Durch die intraatikuläre Kontrastmittel- (KM-) Injektion werden artikularseitige Partialruptu-

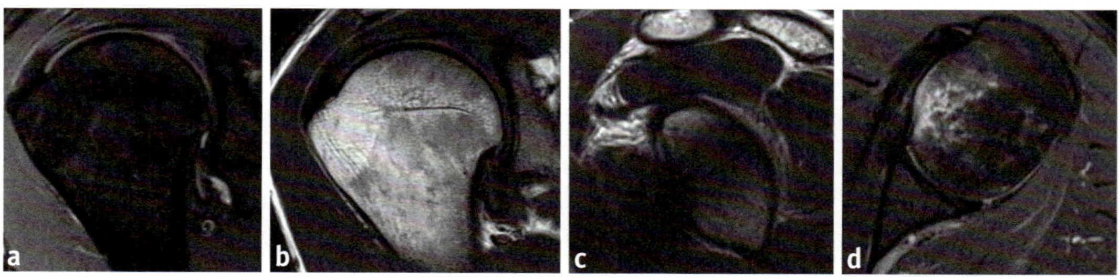

Abb. 6. MRT Protokoll für die Schulter ohne intraartikuläre Kontrastmittelgabe.
a – Parakoronare protonengewichtete Sequenz
b – Parakoronare T1-gewichtete Sequenz
c – Parasagittale T2-gewichtete Sequenz
d – Axiale protonengewichtete Sequenz

Tab. 1. Empfohlene MR-Sequenzen für die MRT und die MR-Arthrografie (persönliche Empfehlung der Autorin).

MRT		MR-Arthrografie	
Sequenz	**Ebene**	**Sequenz**	**Ebene**
T1	parakoronar	STIR und T1	parakoronar
STIR / PDFS	parakoronar	T1 FS	parakoronar
T2	parasagittal	T1 FS	parasagittal
PD FS	paraaxial	T1 FS	paraaxial
		T1 FS	ABER

ren der Rotatorenmanschette (RM), Labrumläsionen und Bandverletzungen genauer beurteilt. Für die MR-Arthrografie (MRA) werden T1-gewichtete Sequenzen mit Fettunterdrückung in allen drei Ebenen empfohlen (➢ Abb. 7c–e). Falls keine vorige native MRT-Untersuchung der Schulter durchgeführt wurde, dann sollte zumindest eine STIR/protonengewichtete Sequenz mit Fettunterdrückung und T1-Sequenz für die Unterscheidung zwischen akuten und chronischen Verletzungen angefertigt werden (➢ Abb. 7a + b). Wünschenswert ist eine T1-gewichtete Sequenz mit Fettunterdrückung in ABER-Position (Abduktion und Außenrotation) (Halbrecht et al. 1999) (➢ Abb. 7f; Tab. 1).

Ultraschall

Die European Society of Skeletal Radiology (ESSR) hat auf ihrer Homepage die Ultraschall (US)-Standardschnitte für die Untersuchung des Schultergelenks veröffentlicht (www.essr.org).

Die Stärke des US liegt in der hohen Auflösung und eignet sich daher für die Beurteilung von Teilrupturen oder Rupturen der RM sowie für die Darstellung von Vorschäden der RM. Mukoide Degenerationen der RM imponieren echoarm bei gleichzeitiger Auftreibung der Sehne, während Einrisse durch die intratendinöse Flüssigkeit echofrei zur Darstellung kommen (➢ Abb. 8).

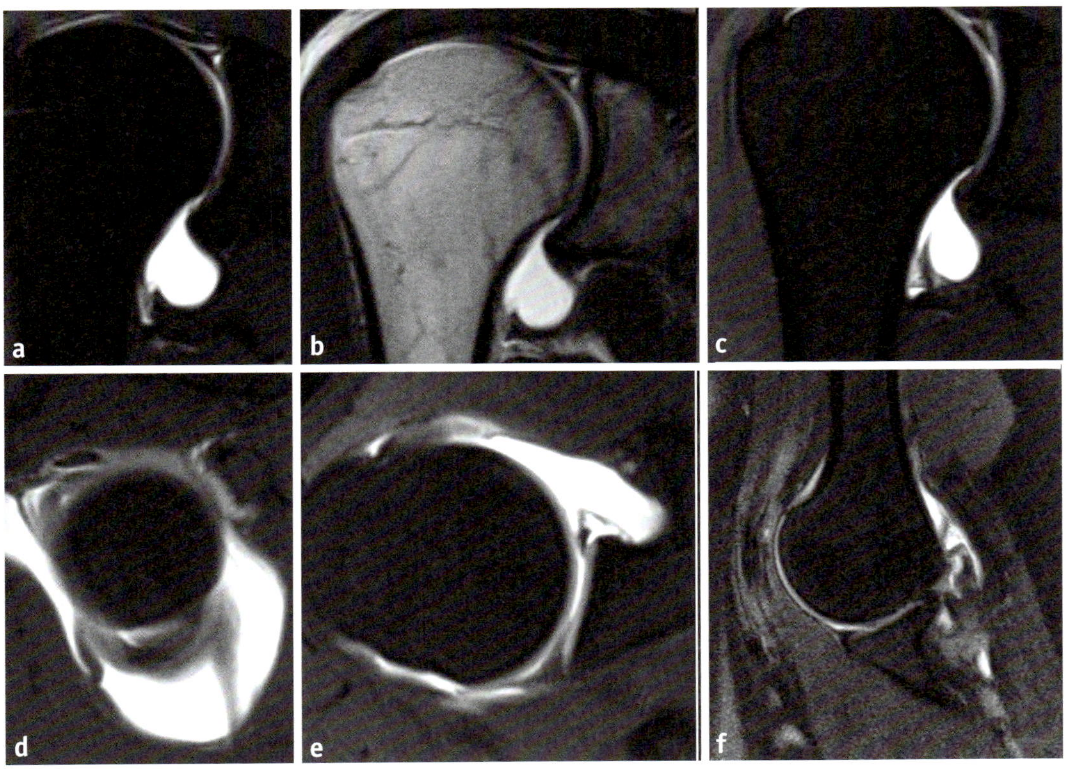

Abb. 7. MRT-Protokoll für die Schulter mit intraartikulärer Kontrastmittelgabe.
a – Parakoronare protonengewichtete Sequenz mit Fettunterdrückung
b – Parakoronare T1-gewichtete Sequenz
c – Parakoronare T1-gewichtete Sequenz mit Fettunterdrückung
d – Parasagittale T1-gewichtete Sequenz mit Fettunterdrückung
e – AxialeT1-gewichtete Sequenz mit Fettunterdrückung
f – ABER (Abduktion und Außenrotation) T1-gewichtete Sequenz mit Fettunterdrückung

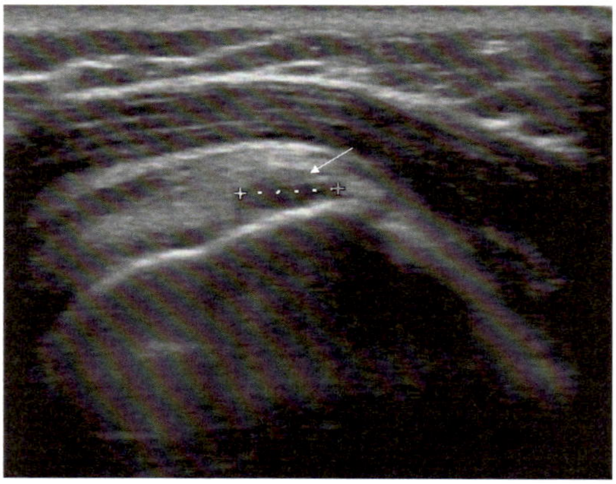

Abb 8. Der Längsschnitt im Ultraschall zeigt eine 7 mm lange artikularseitige Teilruptur der Supraspinatussehne (SSP) im Ansatzbereich (Pfeil), welche sich echofrei präsentiert und arthroskopisch verifiziert wurde.

Ein weiterer und bedeutender Vorteil des US besteht in der dynamischen Untersuchung der Schulter mit Funktionstests, welche die Ergebnisse der klinischen Untersuchung unterstützt. Die dynamische US-Untersuchung zeigt die Funktion der anatomischen Strukturen unter Belastung und kann Pathologien in bestimmten Positionen des Schultergelenks darstellen.

Die dynamische US-Untersuchung kann in Innen- und Außenrotation durch die mediale Luxation der Bizepssehne über das Tuberculum minus in Außenrotation die Instabilität der Bizepssehne veranschaulichen. Die Luxation der Bizepssehne geht mit einer Ruptur des Ligamentum transversum/ komplette Ruptur (full-thickness tear) des oberen Anteils der Subscapularissehne einher. Pathognomonisch dafür ist das „empty sulcus sign“.

Knöcherne Verletzungen sind im US durch die Darstellung von Impressionen der Corticalis (typische Hill-Sachs-Delle) oder durch eine Diskontinuität der Corticalis nachweisbar.

Da lediglich das posteriore Labrum ausreichend im US eingesehen und beurteilt werden kann, bleibt die Domäne für die Beurteilung von Labrumverletzungen weiterhin die MRT.

Multidetektor-Computertomografie

Aus dem 3D-Datensatz der Multidetektor-Computertomografie (MDCT) können dreidimensionale Darstellungen der Frakturen oder Subluxationen für die Operationsplanung reformatiert werden, um die anatomische Situation dem Chirurgen verständlicher zu präsentieren. Je nach Achsenabweichung kann beliebig die paraaxiale, parakoronare oder parasagittale Ebene gewählt werden (➢ Abb. 9a–c).

Die Dezentrierung des Humeruskopfes in der Pfanne in sagittaler Richtung bei Glenoiddefekten führt zu einer signifikanten Druckerhöhung des Humeruskopfes gegen die Defektkante und erhöht somit das Risiko einer Omarthrose (Greis et al. 2002, Bigliani et al. 1998). Liegt dagegen eine Zentrierung des Humeruskopfes in der MDCT vor, ist selbst bei großen vorderen Pfannenrandfrakturen über 5 mm nach konservativer Behandlung keine Instabilität und nur eine geringe Arthroserate zu erwarten (Gerber 2007).

Die CT-Arthrografie (CTA) hat ihren Stellenwert insbesondere beim postoperativen Patienten, da Schraubenlockerungen, -dislokationen oder Materialbrüche suffizienter ohne wesentliche Artefaktüberlagerungen dargestellt werden können (➢ Abb. 10a–c). Die CTA hat im Vergleich zur konventionellen MDCT ohne intraartikuläres KM den Vorteil, dass über die knöchernen Strukturen hinaus auch das Labrum beurteilt werden kann (➢ Abb. 11a + b). Die CTA bietet eine sehr gute Alternative zur MRA, falls Kontraindikationen für die MRT vorliegen sollten.

Wertigkeit des Ultraschalls für Rotatorenmanschettenverletzungen

Der US kommt für die Abklärung von Begleitschäden nach Schulterluxation zum Einsatz. Wenngleich Labrumverletzungen nicht suffizient mittels US diagnostiziert werden können, so liegt die Stärke des US in der Abklärung der RM. Eine Metaanalyse von De Jesus et al. konnte zeigen, dass der US weder für die Teilrupturen noch für die Rupturen der RM einen statistisch signifikanten Unterschied zur MRT zeigt. Rotatorenmanschettenrupturen und RM-Teilrupturen können im US mit einer ähnlichen Sensitivität (92,3; 66,7) und Spezifität (94,4; 93,5) wie in der MRT (Sensitivität: 92,1; 63,6; Spezifität: 92,9; 91,7) diagnostiziert werden, während die MRA sowohl für komplette Rupturen (Sensitivität: 95,4; Spezifität: 98,9) als

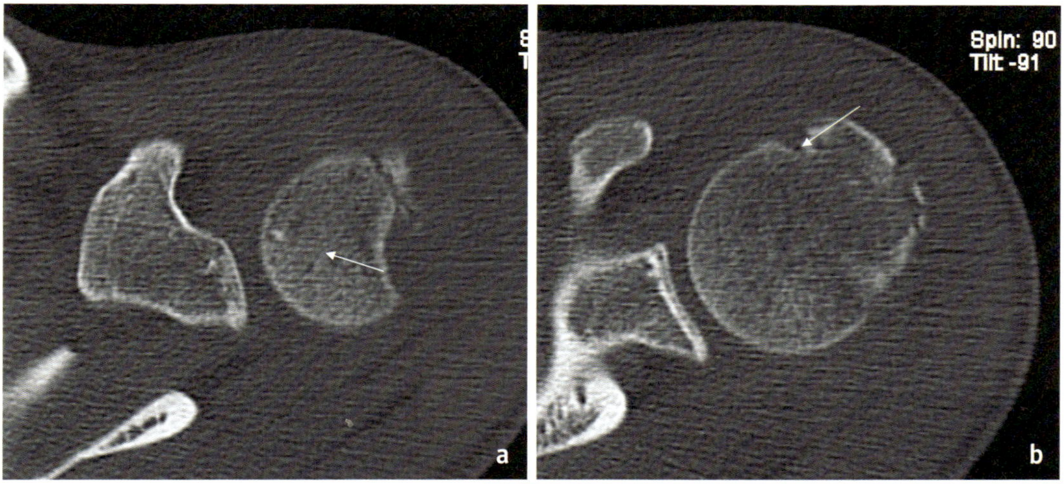

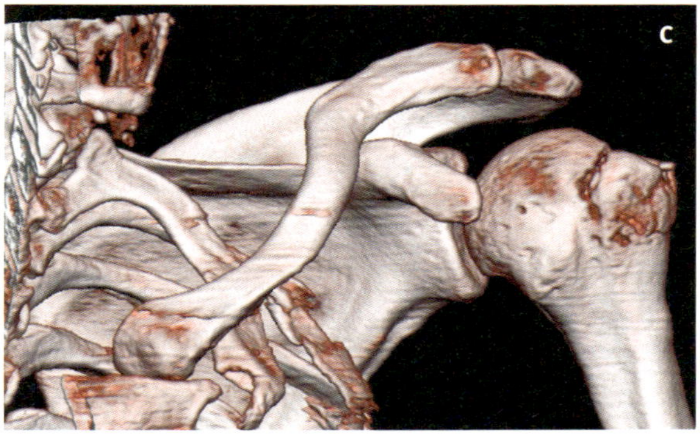

Abb 9. Computertomografie der linken Schulter nach Schulterluxation mit Reposition.
a – Axiale Ebene auf Höhe des Korakoids. Die Hill-Sachs-Delle (Pfeil), eine Impressionsfraktur am posterosuperioren Humeruskopf, wird auf Höhe des Korakoids bestimmt.
b – Axiale Ebene auf Höhe des Tuberculum majus zeigt die Avulsionsfraktur des Tuberculums (Pfeil), welche als Begleitverletzung der Schulterluxationen zu werten ist.
c – Die dreidimensionale Darstellung der Schulter in Volume-Rendering-Technik gibt einen Überblick über das Ausmaß der Knochenverletzungen.

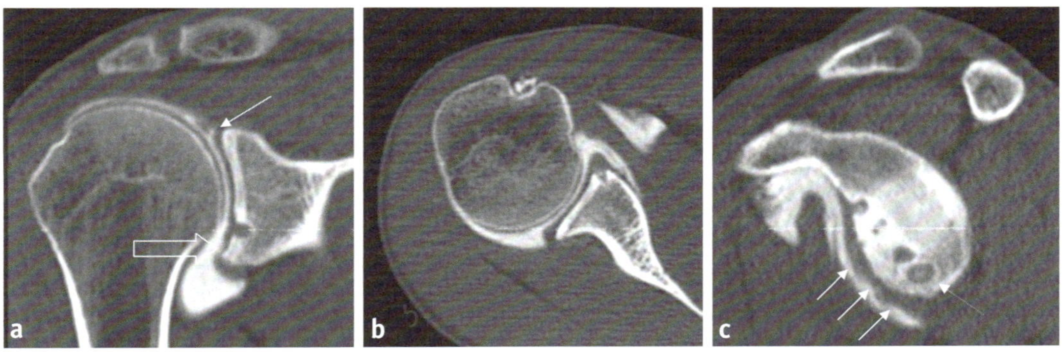

Abb. 10a–c. CT-Arthrografie eines postoperativen Patienten bei Z. n. Bankart-Läsion mit Refixation des Labrums.
a – Parakoronare Reformation: Knorpeldefekt am inferioren Pfannenanteil (offener Pfeil). Nebenbefundlich zeigt sich ein sublabraler Rezessus (Pfeil).
b – Axiale Ebene
c – Parasagittale Reformation. Die bioresorbierbaren Schrauben sind noch nicht vollständig resorbiert (gestrichelter Pfeil). Das antero-inferiore Labrum weist oberflächliche Defekte auf (Pfeile in c), ist jedoch nicht vom Pfannnenrand abgehoben.

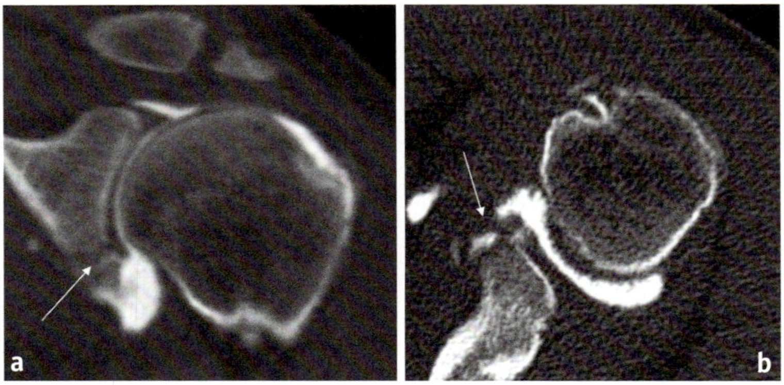

Abb. 11a,b. CT-Arthrografie. Das intraartikuläre Kontrastmittel grenzt den antero-inferioren Labrumdefekt mit knöchernem Ausriss (ossäre Bankart-Läsion) ab (Pfeil). Gegenüber der MR-Arthrografie ist der Knochendefekt genauer beurteilbar.
a – Parakoronare Reformation mit Kontrastmittel umspültem Knochendefekt des antero-inferioren Glenoids.
b – Axiale Ebene mit genauer Darstellung des Knochendefekts (Pfeil).

auch für Teilrupturen (Sensitivität: 85,9; Spezifität: 96,0) signifikant besser geeignet ist (De Jesus et al. 2009). Die positive prädiktive Accuracy für Teilrupturen der RM war in einer Studie von Vlychou et al. (2009) für den US sogar höher als für die MRT (93,6 % versus 91,7 %). Lediglich das posteriore Labrum kann im US eingesehen werden, während das übrige Labrum sowie das Rotatorenintervall und die glenohumeralen Bänder verborgen bleiben.

Wertigkeit der MRT und MR-Arthrografie für Rotatorenmanschettenverletzungen

Der Vorteil der MRA besteht in der besseren Abgrenzung von artikularseitigen Defekten der Rotatorenmanschette, die durch das intraartikuläre Kontrastmittel umspült werden. Entsprechend liegt die Sensitivität für die Detektion der artikularseitigen Teilruptur der SSP bei 64–68 % und wird durch die KM-Gabe in der MRA auf 86–97 % erhöht, während keine falsch-positiven Befunde erhoben wurden und somit die Spezifität für beide Methoden bei 92–100 % liegt (De Jesus et al. 2009). Die für die Schulterinstabilität weniger relevanten bursaseitigen Teilrupturen der SSP weisen eine Sensitivität von 84 % für die MRT und MRA auf (Magee 2009). Diese Daten zeigen, dass die MRA insbesondere für die artikularseitigen Teilrupturen der SSP unabhängig von der Feldstärke der MRT weiterhin wünschenswert ist, weil gerade die artikularseitigen Teilrupturen als Begleitverletzungen der Schulterluxation vorkommen.

Wertigkeit der MRT und MR-Arthrografie für Labrumläsionen

Die höhere Ortsauflösung der 3-Tesla-MRT-Geräte hat zwar die Diagnostik von Labrumläsionen verbessert, allerdings können wir dennoch nicht gänzlich auf die MRA verzichten. In der konventionellen MRT ohne KM können Sensitivitäten für die Beurteilung von Labrumläsionen zwischen 60 und 83 % für das anteriore Labrum, zwischen 78 und 84 % für das posteriore Labrum und 75 % für das superiore Labrum erreicht werden. Dagegen erzielt die MRA Sensitivitäten zwischen 98 und 100 % für das anteriore Labrum, zwischen 89 und 95 % für das posteriore Labrum und 75 % für das superiore Labrum. Die Spezifitäten liegen für die MRA bei 100 % (Magee 2009, Major et al. 2011). Die intraartikuläre KM-Gabe distendiert das Gelenk und tritt in den Riss des Labrums ein. Dadurch werden Labrumrisse markiert, die ohne intraartikuläre KM-Gabe unverschoben waren und als intakt interpretiert wurden. Eine höhere diagnostische Sicherheit bezüglich der Labrumläsionen kann durch die Verwendung der ABER-Position erzielt werden (Aydingöz et al. 2014).

Radiologische Messverfahren für die Beurteilung der Hill-Sachs-Läsion

In Abhängigkeit vom Traumamechanismus beträgt die Inzidenz einer Hill-Sachs-Läsion bei der vorderen Schulterluxation 38–88 % und ist mit repetitiven Schulterluxationen bis zu 100 % assoziiert (Rowe und Zarins 1981, Calandra er al. 1989). Die klinische Bedeutung des Ausmaßes bzw. der Lokalisation der Hill-Sachs-Läsion wurde in vielen Studien untersucht (Burkhart and De Beer 2002), um den Einfluss auf eine wiederkehrende verhakende Läsion (engaging lesion), welche in bis zu 34 % vorkommen kann (Yamamoto et al. 2007), zu beurteilen. Das klinisch relevante biomechanische Konzept der verhakenden Läsion wurde von Burkhart und De Beer als arthroskopische Überprüfung einer Einhakung in maximaler Außenrotation und Abduktion des Armes beschrieben.

Der Glenoid Track basiert auf dem Verhältnis zwischen Glenoid und Humeruskopf, um die Artikulation zu gewährleisten. Liegt ein Defekt sowohl am Humeruskopfes als auch am Glenoidrand vor, reduziert sich die Fläche des Kontaktes zwischen den beiden Gelenkflächen (➢ Abb. 12a+b). Viele Studien entwickelten unterschiedliche Konzepte für die Messung des Defekts, um eine Vorhersage über klinisch relevante engaging lesion zu treffen (Trivedins et al. 2014). Die GOTS-Schulter-Experten sind der Meinung, dass die MDCT als bildgebendes Verfahren der Wahl für die Berechnung des Defektes verwendet werden sollte und somit für die Therapieentscheidung zur chirurgischen Versorgung hilfreich ist. Die Lokalisation der Hill-Sachs-Läsion ist gemäß einer Studie von Kurokawa et al. (2013) ausschlaggebender als die Ausdehnung der Läsion: je medialer die Hill-Sachs-Läsion lokalisiert ist, desto höher ist die Wahrscheinlichkeit, dass der Defekt verhakt. Jedoch ist anzumerken, dass für die Verhakung und Stabilität der Schulter der Glenoiddefekt an der vorderen Gelenkkurvatur eine besondere Rolle spielt (Kurokawa et al. 2013, Saito et al. 2005).

Schwieriger ist das Messverfahren in der MDCT für die reversed Hill-Sachs- Läsion, die bei der posterioren Schulterluxation vorkommt. Die derzeitige Datenlage zeigt, dass noch kein zuverlässiges Messverfahren für die Größe der Impression an der vorderen Schulterkopfzirkumferenz vorliegt (Moroder et al. 2013).

Radiologische Messverfahren für die Beurteilung der Bankart-Frakturen bzw. des Glenoiddefekts

Die Inzidenz von knöchernen Pfannenrandverletzungen ist mit 41 % nach einmaliger und mit 86 % nach rezidivierenden unilateralen Schulterluxationen hoch (Griffith et al. 2008). Die MDCT ist die bildgebende Methode der Wahl, um das genaue Ausmaß der Glenoidverletzung abzuklären und entsprechend die Operationsindikation zu unterstützen (Sugaya 2014). Die Größe des antero-inferioren knöchernen Glenoiddefekts (= ossäre Bankart-Läsion) kann entweder im Längsdurchmesser oder prozentual gemessen an der Gesamtfläche des Glenoids bestimmt werden. Das intakte Glenoid weist eine Birnenform auf.

Von einer „abgebissenen" Birne oder inverted pear (auf dem Kopf stehende Birne) spricht man, wenn posttraumatisch 28 % des Glenoid-

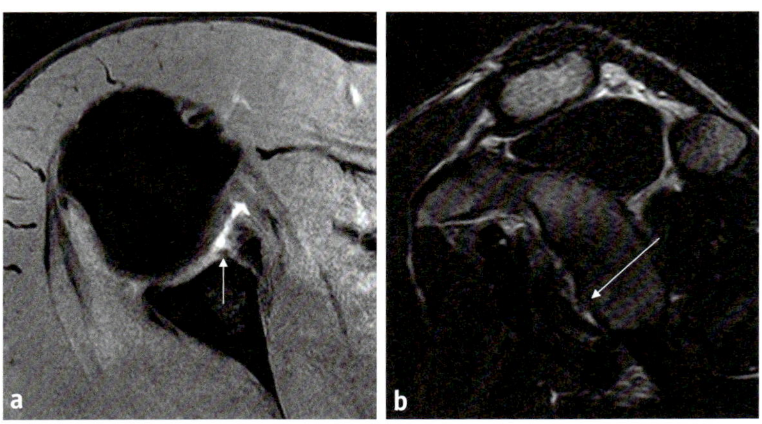

Abb. 12a,b. Die MRT zeigt den ausgedehnten knöchernen Defekt des vorderen Pfannenrands nach vorderer Schulterluxation.
a – Axiale Ebene: knöcherner Abriss des antero-inferioren Pfannenrands (ossäre Bankart-Läsion) mit angrenzendem Knorpeldefekt (Pfeil).
b – Parasagittale Ebene: der große Defekt des Glenoids mit einer Kantenlänge von 12 mm reduziert signifikant die Fläche des birnenförmig konfigurierten Glenoids, welches durch den Defekt einer abgebissenen Birne oder „inverted pear" ähnelt (Pfeil).

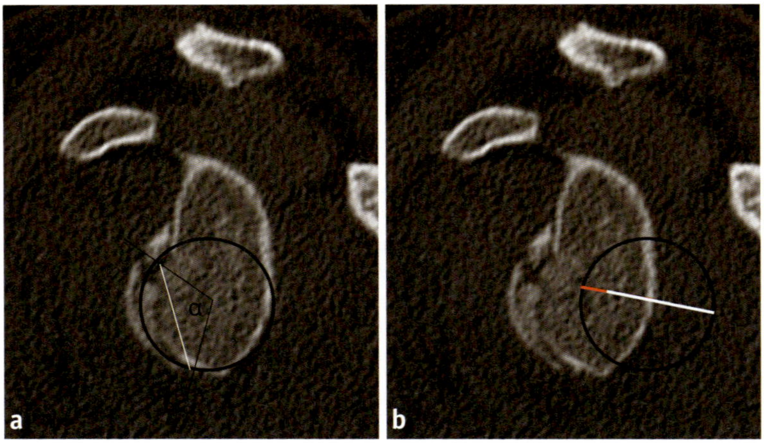

Abb. 13a,b. Kreismethode nach Sugaya zur Berechnung des Glenoiddefekts.

a – In der en-face-Ansicht des verletzten Glenoids in der MDCT kann der Defekt berechnet werden. Ausgehend vom Mittelpunkt der Kreises, der die untere Glenoidform umschreibt, werden zwei Geraden durch den Glenoiddefekt am Randbereich gezogen, die dadurch ein Kreissegment mit einem alpha-Winkel definieren. In diesem Fall beträgt der alpha-Winkel 110°, was zu einem Defekt des Kreises von 15,5 % führt.

b – Bestimmung der Reduktion des Kreisdurchmessers in %-Angabe. Der defekte Anteil des Durchmessers ist rot gekennzeichnet. In diesem Fall beträgt der Defekt etwa 20 %. Als kritische Größe des Glenoiddefekts gelten ca. 25 %, für die Entscheidung zu einem Knochenblockaugmentation des Glenoiddefekts.

durchmessers oder eine Kantenlänge des Glenoids von 7,5 mm fehlen (Lo et al. 2004) (➢ Abb. 12b). Die Glenoidform der „inverted pear" ist nach arthroskopischer Stabilisierung mit einer Rezidivrate der Luxation von über 61 % assoziiert (Burkhart und De Beer 2000).

Sugaya beschrieb 2005, dass der Defekt des Glenoids als Anteil des glenoidalen Kreises B/Ax 100 % berechnet werden sollte. Bei >20 % handelt es sich um einen großen Defekt, während ein kleiner Defekt bei einem Fragment <5 % vorliegt (Sugaya et al. 2005) (➢ Abb. 13a + b). Hier stellt sich allerdings die Frage, ob der Mittelpunkt des Glenoidkreises von dem bare spot gebildet werden sollte, da dieser nicht exakt im Zentrum des Kreises gelegen ist (Huysmans et al. 2006, Kralinger et al. 2006).

Die Messung von Pfannendeformitäten, die üblicherweise nach Walch eingeteilt werden, ist für die Omarthrose relevant und spielt für die Sportlerschulter eine untergeordnete Rolle (Walch et al. 1998). Allerdings ist der Nachweis einer Pfannendeformität vom Typ C, die primär dysplastische Pfannenretroversion, von Bedeutung, da diese Deformität gehäuft zu Luxationen in einer Abduktions- und Außenrotationsstellung (ABER- Position) neigt.

Die Verbindung eines noch vorhandenen Knochenfragments mit dem kapsuloligamentärem Apparat ist für die weitere Therapieplanung relevant. Bigliani teilte die Glenoidfrakturen in vier unterschiedliche Typen ein (➢ Tab. 2). Das Rezidivrisiko für Luxationen beträgt 12 % bei einem Pfannendefekt von >25 % des Glenoiddurchmessers (Bigliani et al. 1998).

Tab. 2. Die Einteilung nach Bigliani berücksichtigt bei Pfannenranddefekten, die Größe des Defekts, ob das Knochenfragment vorhanden ist und ob eine reguläre Verbindung zum Kapselbandapparat vorhanden ist.

Typ 1:	Dislozierte Abrissfraktur angeheftet an die Gelenkkapsel (Fragment vorhanden)
Typ 2:	Dislozierte Abrissfraktur ohne Verbund zur Gelenkkapsel (Fragment vorhanden)
Typ 3a:	Substanzverlust des Fragments <25% des Glenoiddurchmessers
Typ 3b:	Substanzverlust des Fragments >25% des Glenoiddurchmessers

Einteilung der Labrumverletzungen in der Magnetresonanztomografie

Die Labrumläsionen werden in der Regel mit der MRT und wünschenswerter Weise aufgrund der höheren diagnostischen Wertigkeit mittels MRA abgeklärt. Im radiologischen Befund sollte eine Angabe über die Ausdehnung des Labrumrisses clockwise, entsprechend der Uhr erfolgen (12 Uhr superior, 3 Uhr anterior, 6 Uhr inferior, 9 Uhr posterior). Die Labrumläsioneinteilung nach Snyder SLAP I-IV und Maffet werden als sinnvoll erachtet (Snyder et al. 1990, Maffet et al. 1995). Des Weiteren ist von hoher klinischer Bedeutung, ob es sich um eine akute Verletzung (z. B. Bankart-Läsion) oder um eine chronische Verletzung (z. B. ALPSA-Läsion) handelt. Ebenso sind angrenzende Knorpeldefekte (GLAD-Läsionen) und Verletzungen der glenohumeralen Bänder (HAGL) relevant.

Radiologische Messverfahren für die Beurteilung der Rotatorenmanschette und Muskulatur

Beim älteren Patienten spielt die Qualität sowie das Angebot der RM eine wichtige Rolle für die differentialdiagnostische Abgrenzung von alten RM-Defekten zu anderen Pathologien wie das z. B. das Parsonage-Turner-Syndrom. Des Weiteren ist die RM-Muskulatur relevant für die Therapieplanung und das Outcome des Patienten in der Rehabilitationszeit. Sowohl der Durchmesser als auch die fettige Muskelatrophie stellen hier zwei entscheidende Faktoren dar. Der Durchmesser des relevanten Supraspinatusmuskels wird nach Thomazeau in der MRT mit Hilfe des Verhältnisses zwischen dem Supraspinatusmuskel und der Fossa supraspinata bestimmt (Thomazeau et al. 1996). Diese Klassifikation unterteilt die muskuläre Atrophie (Inaktivitätsatrophie) in 3 Grade (➢ Abb. 14a–c):

- Grad I: normaler oder nur gering atrophierter Muskel, bei dem das Verhältnis zwischen Muskel und Fossa supraspinata zwischen 1,00 und 0,60 liegt.
- Grad II: mäßige Atrophie, das Verhältnis Muskel zu Fossa supraspinata liegt zwischen 0,60 und 0,40.
- Grad III: schwere Atrophie, das Verhältnis Muskel zu Fossa supraspinata liegt unter 0,40.

Das Volumen des M. supraspinatus in der Fossa supraspinata wird mit dem Tangentenzeichen, einer Gerade zwischen dem Angulus superior/ Korakoid und der Spina scapulae, bestimmt. Ein kräftiger Muskel ragt über die Tangente hinaus, während bei einer Grad-2-Atrophie der Muskel die Tangente berührt und bei Grad 3 unterhalb der Tangente liegt (➢ Abb. 15).

Die Muskelqualität der Rotatorenmanschettenruptur wurde nach Goutallier (Goutallier et al. 1994) mit Hilfe der Computertomographie in weitere 4 Subkategorien unterteilt:

- Grad I: geringe Verfettung, einzelne fettige Streifen
- Grad II: weniger muskuläre Verfettung als Muskelmasse

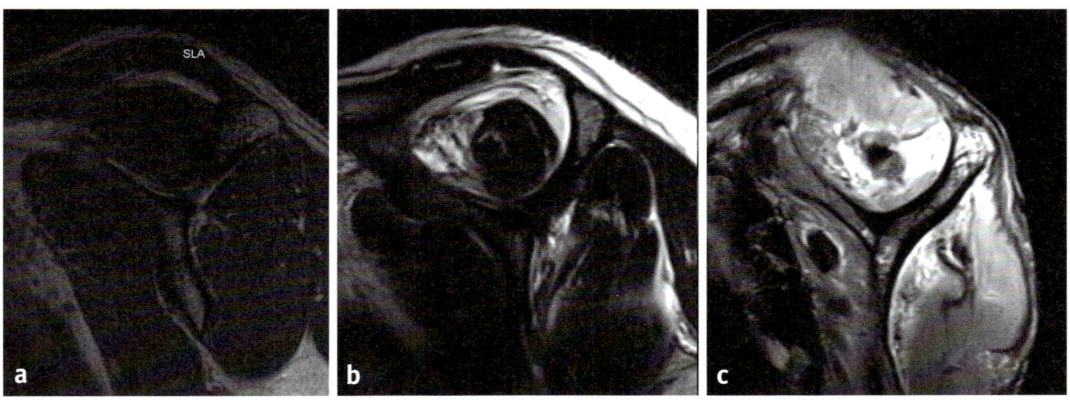

Abb. 14a–c. Bestimmung der Muskelatrophie nach Thomazeau anhand der parasagittalen T2-gewichteten Sequenzen.
a – Regelrechtes Muskelvolumen, die Fossa supraspinata wird vollständig vom Muskelbauch ausgefüllt entsprechend Grad I.
b – Das Verhältnis zwischen Muskel und Fett in der Fossa supraspinata liegt bei 0,5 entsprechend einem Grad II.
c – Das Verhältnis zwischen Muskel und Fett in der Fossa supraspinata liegt bei 0,2 entsprechend einem Grad III.

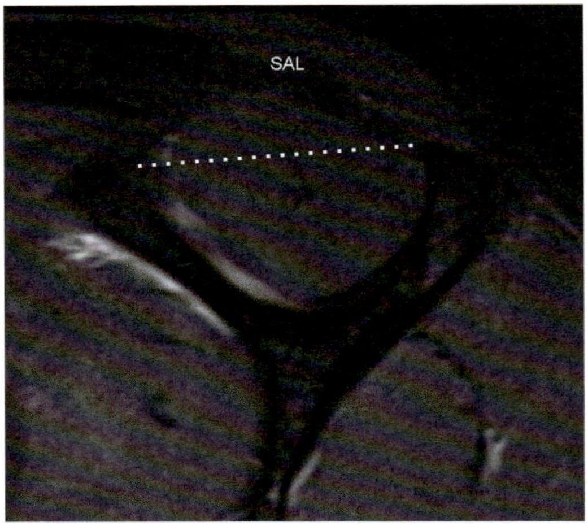

Abb 15. Bestimmung des Muskelvolumes des M. supraspinatus mittels Tangentenzeichen. Auf der parasagittalen Ebene wird in der MRT eine Verbindung zwischen Angulus superior/Korakoid und der Spina scapulae gezogen, die als Tangente zum Muskelbauch des M. supraspinatus dient. Der M. supraspinatus ist bei diesem Patienten kräftig ausgebildet und überragt die Tangente (weiße gestrichelte Linie).

- Grad III: fettige Degeneration mit Muskelmasse identisch
- Grad IV: vermehrte fettige Degeneration im Vergleich zur Muskelmasse.

In der T1- und T2-gewichteten Sequenz lässt sich Fett (hohes Signal) vom Muskel (intermediäres Signal) unterscheiden. Daher sind diese beiden Sequenzen für die Beurteilung der Muskelqualität geeignet.

Die Teilruptur der RM sollte im US und in der MRT entsprechend dem Kontakt zur Sehnenoberfläche als artikularseitig oder bursaseitig bezeichnet werden. Dabei sollten eine prozentuale Beteiligung der Teilruptur gemessen am Gesamtquerschnitt der Sehne sowie eine Längenausdehnung angegeben werden. Für eine komplette Sehnenruptur ist die Einteilung nach Patte sinnvoll (Patte 1990). Diese Einteilung unterscheidet drei verschiedene Grade der Ruptur, die sich im Längsschnitt (Koronarebene für die SSP) am Ausmaß der Retraktion des Sehnenstumpfes orientiert (➢Abb. 16a–c).

Eine weitere klinisch relevante Einteilung für die komplette RM-Ruptur wurde von Ellman und Gartsman 1993 beschrieben. Für die Naht der RM-Ruptur ist die Form der Ruptur entscheidend. Diese wird nach ihrer Form mit „crescent", „reverse L shaped", „L shaped", „trapezoidal" und „ausgedehnte Ruptur" beschrieben.

Empfehlungen für die Bildgebung

Der unterschiedliche Stellenwert der einzelnen bildgebenden Verfahren ist nicht nur zwi-

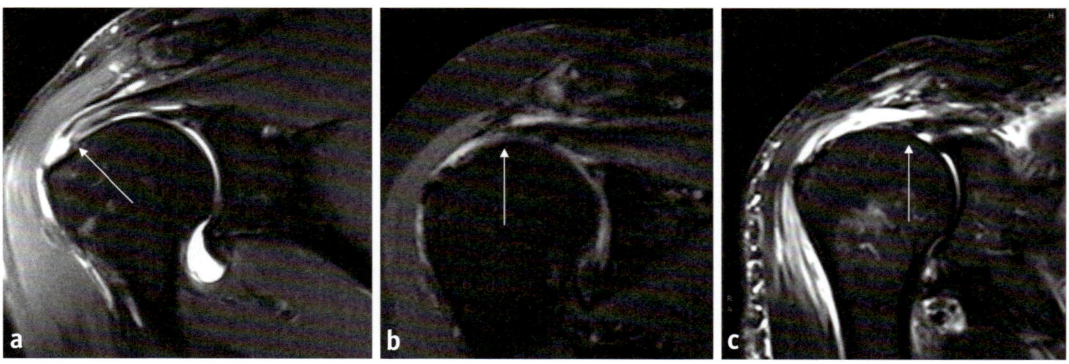

Abb. 16a–c. Supraspinatussehnenrupturen unterschiedlicher Ausprägung in der parakoronaren protonengewichteten Sequenz mit Fettunterdrückung.
a – Retraktion des Sehnenstumpfes <1cm (Pfeil), entsprechend Grad I nach Patte.
b – Retraktion des Sehnenstumpfes 1–3 cm von der Insertion entfernt auf Höhe des Humeruskopfes (Pfeil), entsprechend Grad II nach Patte.
c – Retraktion des Sehnenstumpfes >3 cm von der Insertion entfernt auf Höhe des Glenoids (Pfeil), entsprechend Grad III nach Patte.

schen den einzelnen Berufsgruppen sondern auch auf internationaler Ebene evident. Die Expertengruppe der GOTS für die Schulterbildgebung setzt sich im deutschsprachigen Raum aus Unfallchirurgen und Orthopäden, Sportärzten, Radiologen und Physiotherapeuten zusammen. Unser gemeinsamer Konsensus, welche bildgebende Modalität zu welchem Zeitpunkt indiziert ist, gilt als prinzipielle Empfehlung der GOTS zur Bildgebung bei Schulterinstabilität. Diese ist jedoch nicht zwingend auf jeden Patienten anzuwenden, da wir weiterhin den individuellen Patienten mit seinen speziellen Anforderungen an das Schultergelenk im Vordergrund sehen und lediglich eine Entscheidungsgrundlage im Rahmen des hier präsentierten Algorithmus für die Bildgebung bieten. Schematisch sind die unterschiedlichen Empfehlungen für die einmalige oder rezidivierende Schulterluxation bei Erwachsenen und Kindern in Abbildung 17 und 18 dargestellt.

Ausgehend von dem Szenario, dass es sich bei einem Erwachsenen um ein einmaliges traumatisches Ereignis mit unidirektionaler Schulterluxation handelt (➢ Abb. 17), empfehlen wir für die Primärdiagnostik die Projektionsradiografie mit Y-Aufnahme und true-a. p.-Einstellung, optional als Ergänzung die axiale Aufnahme, um den Pfannenrand, die Stellung des Humeruskopfes und eine Impression des Humeruskopfes (Hill-Sachs-Läsion) zu beurteilen. Sollten auf den Aufnahmen keine knöchernen Verletzungen ersichtlich sein, ist eine neuerliche klinische Vorstellung nach drei Wochen bei Funktionseinschränkung nach Erstluxation angeraten. Eine Re-Evaluierung mit axialer und true a. p.-Aufnahme kann gegebenenfalls die Fraktur nach den drei Wochen besser abgrenzen. Bei Patienten über 40 Jahre sollte die Rotatorenmanschette zuerst mittels Ultraschall und fakultativ mit MRT untersucht werden, während bei Patienten unter 40 Jahren der US und die MRT als gleichwertig für die Beurteilung der RM anzusehen sind.

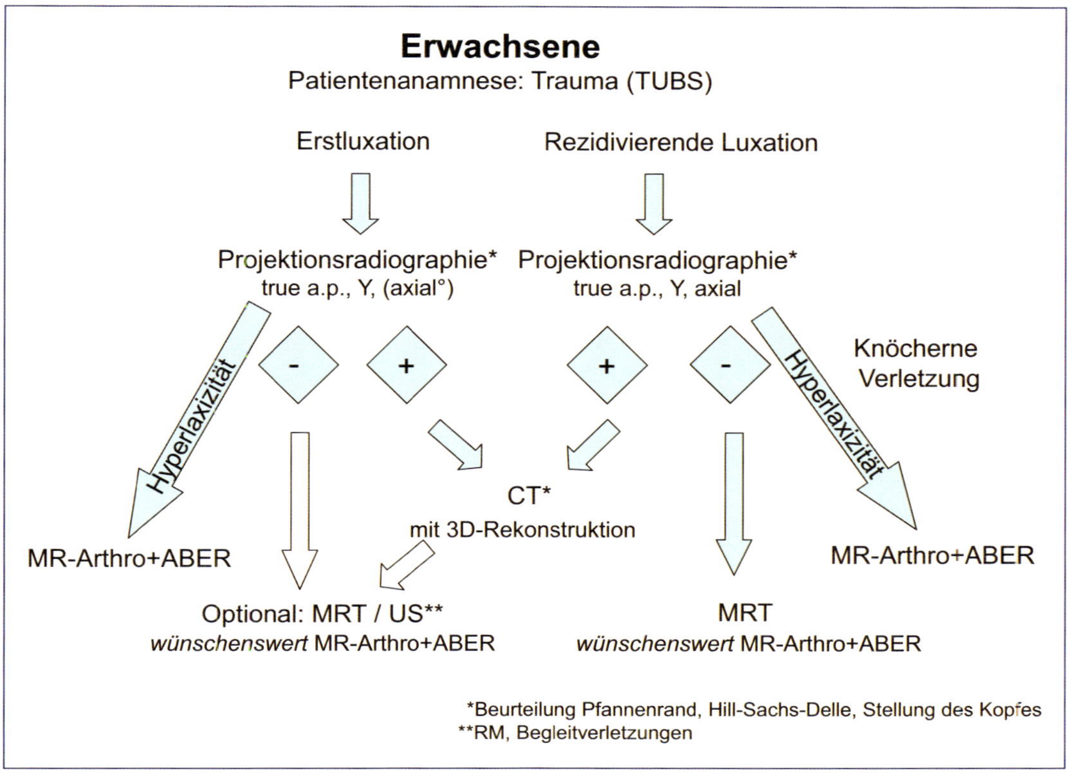

Abb. 17. Bildgebungs-Algorithmus für die unilaterale traumatische Schulterluxation von Erwachsenen.

Sollte bei der Erstvorstellung keine knöcherne Verletzung sichtbar sein, dann kann optional die MRT oder der US das Ausmaß von möglichen Begleitverletzungen wie Rotatorenmanschetten(teil)rupturen abklären. Wünschenswert wäre eine MRT-Untersuchung mit intraartikulärem Kontrastmittel, um artikularseitige Partialrupturen der Rotatorenmanschette (RM) oder Labrumverletzungen abzugrenzen. Idealerweise sollte das MR-Protokoll für die MRA eine T1-gewichtete Sequenz in Außenrotation und Abduktion (ABER-Position) beinhalten. Falls es sich um ein akutes Ereignis handelt und zu dem Zeitpunkt der MRT-Untersuchung noch Erguss im glenohumeralen Gelenk vorhanden ist, wirkt dieser als arthrografischer Effekt und folglich ist eine zusätzliche intraartikuläre Kontrastmittelgabe (KM) nicht notwendig. Aus Kostengründen oder aufgrund der meist besseren Verfügbarkeit kann alternativ der US in der Hand eines geübten Untersuchers für die Beurteilung von RM-Verletzungen eingesetzt werden.

Ist in der Projektionsradiographie eine Fraktur vorhanden bzw. wird diese suspiziert, wird eine weitere Abklärung mittels MDCT empfohlen. In der 3D-Volume-Rendering-Technik wird ein Überblick über komplexe Frakturen mit Dislokationen verschafft; die multiplanare Bildgebung kann durch Reformation der entsprechenden Ebene aus dem 3D-Datensatz das Ausmaß eines Pfannenranddefekts oder einer Hill-Sachs-Läsion genau darstellen, was für die weitere Therapieplanung entscheidend ist.

Das zweite Szenario geht von einer rezidivierenden Luxation beim Erwachsenen aus (➢ Abb. 17). Analog zur Erstluxation wird die Projektionsradiografie in true a. p.-, Y- und axialer Aufnahme empfohlen. Bei knöcherner Verletzung ist wiederum die MDCT für die weitere Therapieplanung sinnvoll, die MRT ist jedoch das diagnostische Verfahren der Wahl, wenn keine knöchernen Verletzungen in der Projektionsradiografie erkannt werden können. Da die Wahrscheinlichkeit einer Labrum-

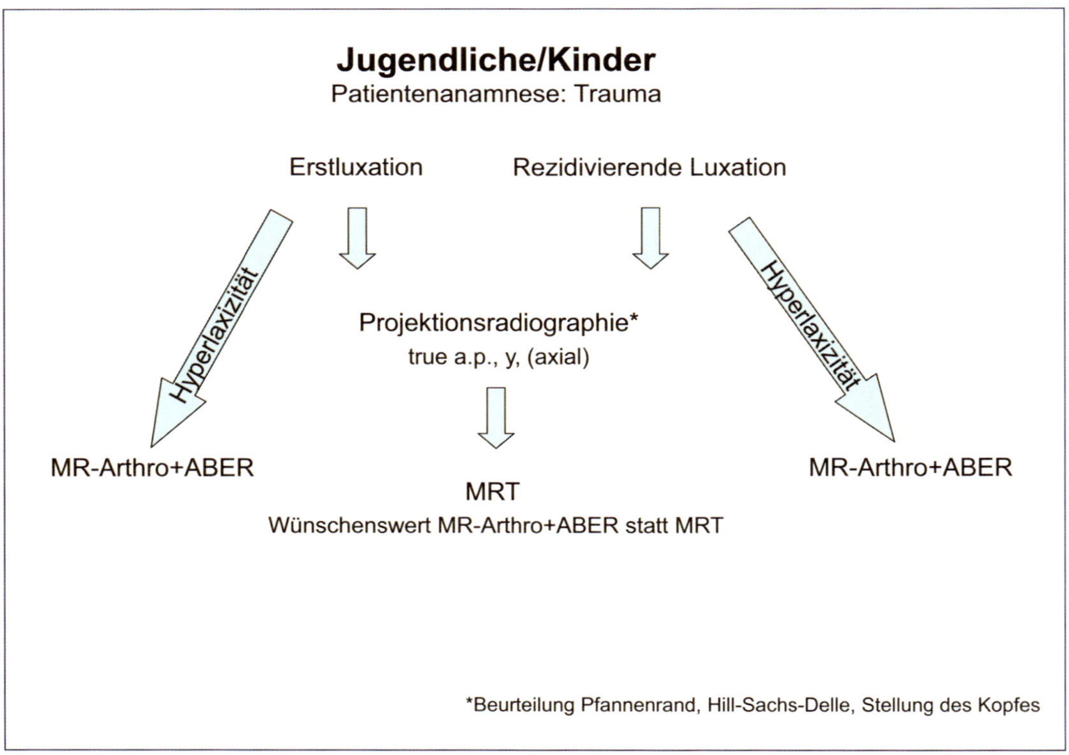

Abb. 18. Bildgebungs-Algorithmus für die unilaterale traumatische Schulterluxation von Jugendlichen und Kindern.

verletzung bei den rezidivierenden Schulterluxationen gegenüber der einmaligen Luxation erhöht ist, wird die MRT zur Abklärung einer labroligamentären Verletzung gefordert. Idealerweise, falls verfügbar, sollte sofort eine MRA mit einer ergänzenden Sequenz in ABER-Position durchgeführt werden.

Falls nach erstmaliger oder rezidivierender Schulterluxation in der klinischen Untersuchung eine Hyperlaxität festgestellt wurde, wird nach den initialen Projektionsradiografie-Aufnahmen eine weiterführende Abklärung mit MRA und zusätzlicher Sequenz in ABER-Position gefordert.

Analog zu den Erwachsenen sollten auch bei Jugendlichen und Kindern sowohl bei Erstluxation als auch bei rezidivierenden Luxationen eine Projektionsradiografie mit true a. p.- und Y-Aufnahme sowie optional axiale Aufnahme angefertigt werden (➢ Abb. 18). Auf diesen Aufnahmen sollte wiederum der Pfannenrand, eine mögliche Hill-Sachs-Läsion und die Position des Humeruskopfes beurteilt werden. Wünschenswert ist eine weitere Abklärung mittels MRA und ABER-Position, eine MRT wird aber zumindest für die weitere Beurteilung von Begleitschäden gefordert. Analog zu den Erwachsenen gilt bei den Jugendlichen und Kindern, dass Patienten mit Hyperlaxität mit der Projektionsradiografie und einer MRA mit ergänzender ABER-Position abgeklärt werden sollten.

Für Erwachsene und Jugendliche/Kinder wird gleichermaßen bei Mikroinstabilitäten der Schulter, verursacht durch das antero-superiore oder das postero-superiore Impingement, zusätzlich zur Projektionsradiografie in true a. p.- und Y- sowie wenn möglich axialer Aufnahme eine MRA mit ABER-Position empfohlen (➢ Abb. 19). Die Mikroinstabilität verursacht durch den Konflikt zwischen dem Pfannenrand und den Sehnen gehäuft Labrumläsionen. Beim antero-superioren Impingement finden sich artikularseitige Einrisse der Subscapularissehne, welche gehäuft bei Schwimmern vorkommen (➢ Abb. 20a–d). Dagegen werden beim postero-superioren Impingement, welches typischerweise bei den Überkopfsportarten vorkommt, gehäuft artikularseitige Einrisse im hinteren Anteil der SSP oder im anterioren Anteil der Infraspinatussehne beobachtet (➢ Abb. 21a–e).

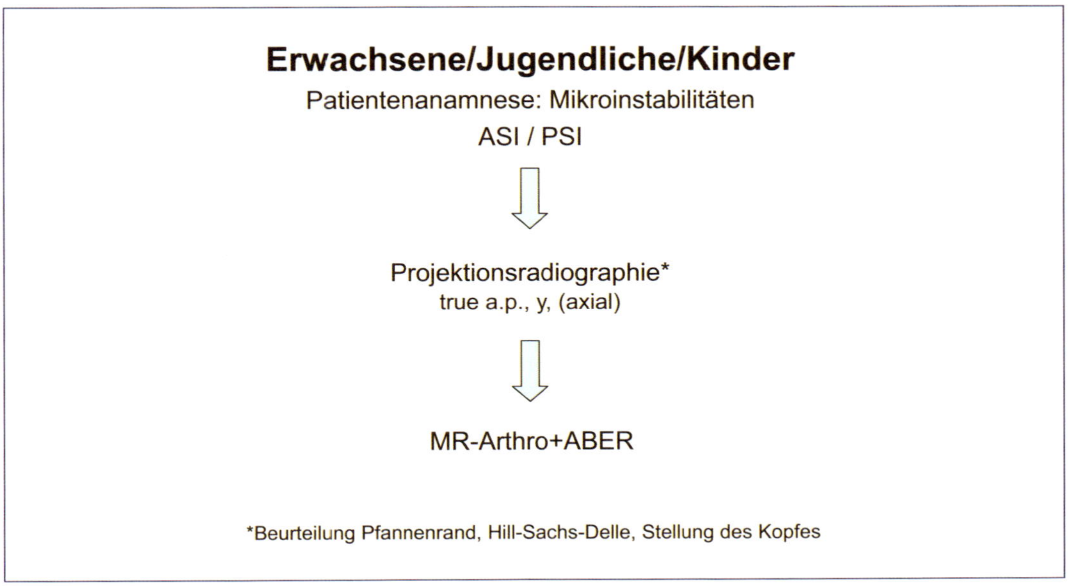

Abb. 19. Bildgebungs-Algorithmus für die Mikroinstabilitäten von Erwachsenen/Jugendlichen/Kindern. Der Ultraschall hat für Abklärung von Mikroinstabilitäten keine Bedeutung. Aufgrund der intraartikulären Mikrotraumata ist die MRA am aussagekräftigsten.

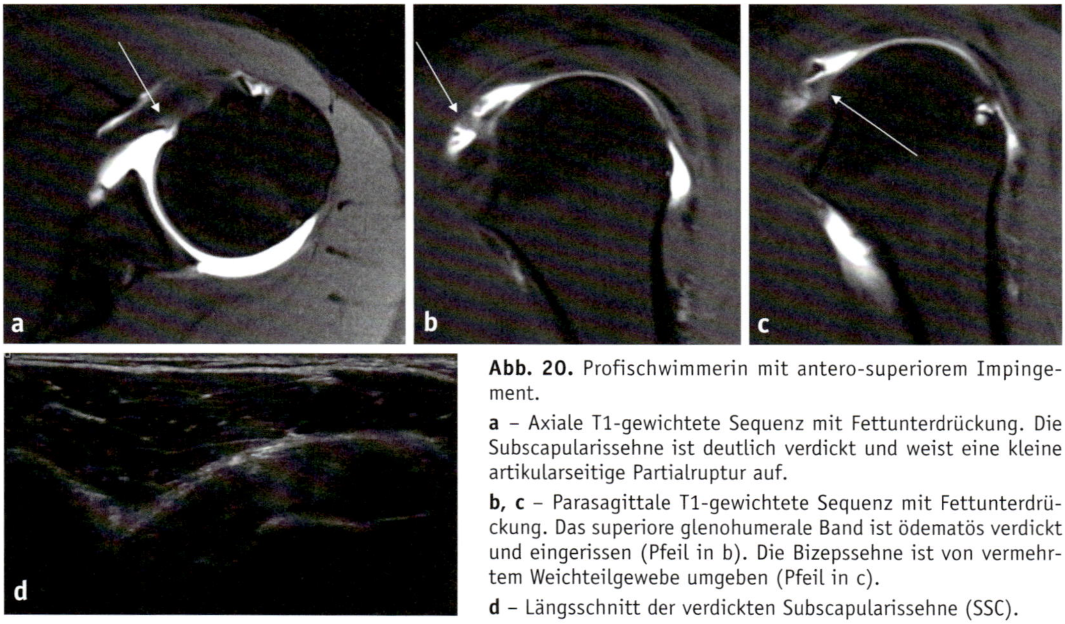

Abb. 20. Profischwimmerin mit antero-superiorem Impingement.

a – Axiale T1-gewichtete Sequenz mit Fettunterdrückung. Die Subscapularissehne ist deutlich verdickt und weist eine kleine artikularseitige Partialruptur auf.

b, c – Parasagittale T1-gewichtete Sequenz mit Fettunterdrückung. Das superiore glenohumerale Band ist ödematös verdickt und eingerissen (Pfeil in b). Die Bizepssehne ist von vermehrtem Weichteilgewebe umgeben (Pfeil in c).

d – Längsschnitt der verdickten Subscapularissehne (SSC).

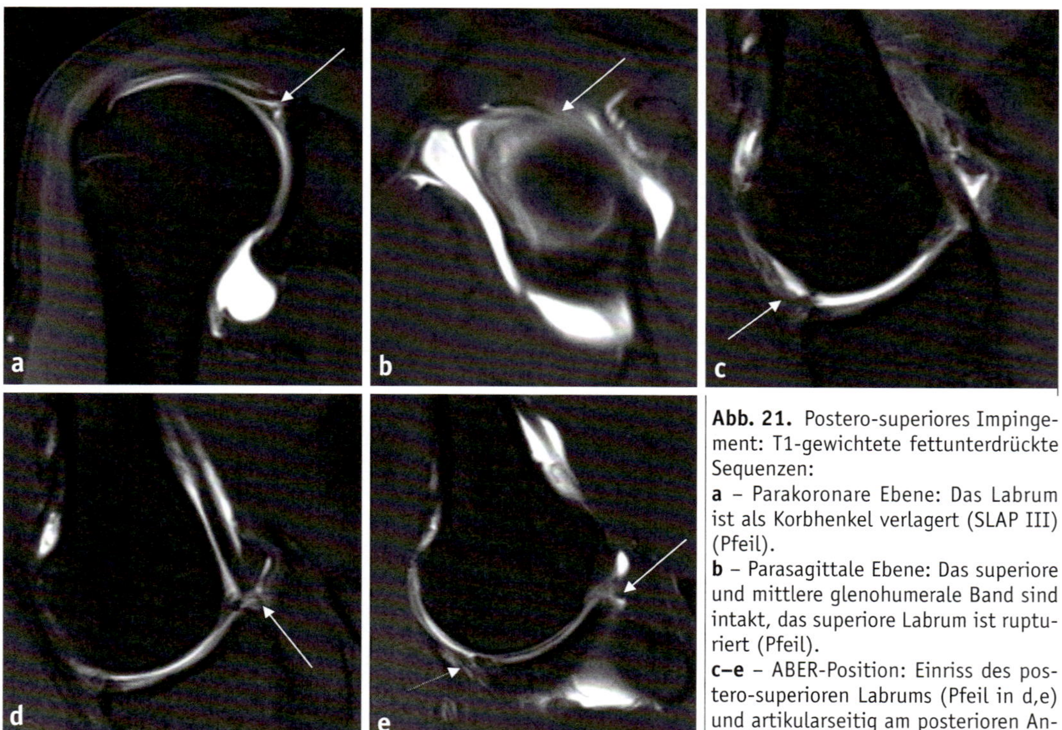

Abb. 21. Postero-superiores Impingement: T1-gewichtete fettunterdrückte Sequenzen:
a – Parakoronare Ebene: Das Labrum ist als Korbhenkel verlagert (SLAP III) (Pfeil).
b – Parasagittale Ebene: Das superiore und mittlere glenohumerale Band sind intakt, das superiore Labrum ist rupturiert (Pfeil).
c–e – ABER-Position: Einriss des postero-superioren Labrums (Pfeil in d,e) und artikularseitig am posterioren Anteil der Supraspinatussehne (d) und am anterioren Anteil der Infraspinatussehne (Pfeil in e), typische „kissing lesion" beim postero-superioren Impingement. Die vordere Kapsel ist zerfasert (Pfeil in c) und das hintere glenohumerale Band ist verdickt (gestrichelter Pfeil in e).

Zusammenfassung

Die Bildgebung spielt einerseits neben der klinischen Untersuchung und Anamnese für die Diagnostik der Schulterinstabilität eine wichtige Rolle, andererseits unterstützt sie durch die Darstellung des Ausmaßes der Verletzungen die weitere Therapieplanung. Mit den hier angeführten bildgebenden diagnostischen Verfahren können die Ursache und das Ausmaß der bipolaren Schädigung nach Schulterinstabilität und Begleitverletzungen dargestellt werden. Gemäß der aktuellen Datenlage wurden der diagnostische Wert sowie die Verfügbarkeit der einzelnen bildgebenden Methoden als Grundlage für die Empfehlungen zur Bildgebung der instabilen Schulter herangezogen. Die Expertengruppe hofft, mit diesem Beitrag eine Hilfestellung in der täglichen Praxis zur korrekten Wahl der Bildgebung für die unterschiedlichen Patientengruppen zu bieten.

Literatur

Aydingöz U, Maras Özdemir Z, Ergen FB (2014). Demystifying ABER (Abduction and External Rotation) sequence in shoulder MR arthrography. Diagn Interv Radiol. 20(6): 507–510.

Bigliani LU MD, April EW (1986). Morphology of the Acromion and its relationship to rotator cuff tears. Orthop Trans 10: 228.

Bigliani LU, Newton PM, Steinmann SP et al. (1998). Glenoid rim lesions associated with recurrent anterior dislocation of the shoulder. Am J Sports Med. 26: 41–45.

Burkhart SS, De Beer JF (2000). Traumatic glenohumeral bone defect and their relationship to failure of arthroscopic Bankart repairs: Significance of the inverted-pear glenoid and the humeral engaing Hill-Sachs lesion. Arthroscopy 7: 677–694.

Burkhart SS, De Beer JF, Tehrany AM, Parten PM (2002). Quantifying glenoid bone loss arthroscopically in shoulder instability. Arthroscopy 5: 488–491.

Calandra JJ, Baker CL, Uribe J (1989). The incidence of Hill-Sachs lesions in initial anterior shoulder dislocations. Arthroscopy. 5(4): 254–257.

De Jesus JO, Parker L, Frangos AJ, Nazarian LN (2009). Accuracy of MRI, MR arthrography, and ultrasound in the diagnosis of rotator cuff tears: a meta-analysis. Am J Roentgenol. 192(6): 1701–1707.

Goutallier D, Postel J, Bernageau J, Lavau L, Voisin M (1994). Fatty Muscle Degeneration in Cuff Ruptures: Pre and Postoperative Evaluation by CT Scan. Clin Orthop 304: 78–83.

Greis PE, Scuderi MG, Mohr A, Bachus KN, Burks RT (2002). Glenohumeral articular contact areas and pressures following labral and osseous injury to the anteroinferior quadrant of the glenoid. J Shoulder Elbow Surg. Sep–Oct; 1(5): 442–451.

Griffith JF, Antonio GE, Yung PS, Wong EM, Yu AB, Ahuja AT, Chan KM (2008). Prevalence, pattern, and spectrum of glenoid bone loss in anterior shoulder dislocation: CT analysis of 218 patients. Am J Roentgenol 190(5): 1247–1254.

Halbrecht JL, Tirman P, Atkin D (1999). Internal impingement of the shoulder: comparison of findings between the throwing and nonthrowing shoulders of college baseball players. Arthroscopy 5(3): 253–258.

Huysmans PE, Haen PS, Kidd M, Dhert WJ, Willems JW (2006). The shape of the inferior part of the glenoid: a cadaveric study. J Shoulder Elbow Surg. 15: 759–763.

Jankaukas L, Rüdiger HA, Pfirrmann CW, Jost B, Gerber C (2010). Loss of the sclerotic line of the glenoid on anteroposterior radiographs of the shoulder: a diagnostic sign for an osseous defect of the anterior glenoid rim. J Shoulder Elbow Surg. 19(1): 151–156.

Kralinger F, Aigner F, Longato S et al. (2006). Is the bare spot a consistent landmark for shoulder arthroscopy? A study of 20 embalmed glenoids with 3-dimensional computed tomographic reconstruction. Arthroscopy 22(4): 428–432.

Kurokawa D, Yamamoto N, Nagamoto H, Omori Y, Tanaka M, Sano H, Itoi E (2013). The prevalence of a large Hill–Sachs lesion that needs to be treated. J Shoulder Elbow Surg. 22(9): 1285–1289.

Lo IK, Parten PM, Burkhart SS (2004). The inverted pear glenoid: an indicator of significant glenoid bone loss. Arthroscopy 2: 169–174.

Maffet MW, Gartsman GM, Moseley B (1995). Superior labrum-Biceps tendon complex lesion of the shoulder. 23: 93–98.

Magee T (2009). 3-T MRI of the shoulder: is MR arthrography necessary? AJR Am J Roentgenol 192: 86–92.

Major NM1, Browne J, Domzalski T, Cothran RL, Helms CA (2011). Evaluation of the glenoid labrum with 3-T MRI: is intraarticular contrast necessary? AJR Am J Roentgenol. 196(5): 1139–1144.

Maquieira GJ, Espinosa N, Gerber C, Eid K (2007). Non-operative treatment of large anterior glenoid rim fractures after traumatic anterior dislocation of the shoulder. J Bone Joint Surg Br. 89(10): 1347–1351.

Moroder P, Tauber M, Hoffelner T, Auffarth A, Korn G, Bogner R, Hitzl W, Resch H (2013). Reliability of a new standardized measurement technique for reverse Hill-Sachs lesions in posterior shoulder dislocations. Arthroscopy. 29(3): 478–484.

Patte D (1990). Classification of rotator cuff lesions. Clin Orthop Realt Res. 254: 81–86.

Rowe CR, Zarins B (1981). Recurrent transient subluxation of the shoulder. J Bone Joint. Surg Am. 63: 863–872.

Saito H, Itoi E, Sugaya H, Minagawa H, Yamamoto N, Tuoheti Y (2005). Location of the glenoid defect in shoulders with recurrent anterior dislocation. Am J Sports Med. 33: 889–893.

Snyder SJ, Karzel RP, Del Pizzo W et al. (1990). SLAP lesions oft he shoulder. Arthroscopy 6: 274.

Sugaya H, Moriishi J, Kanisawa I, Tsuchiya A (2005). Arthroscopic osseous bankart repair for chronic ecurrent traumatic anterior glenohumeral instability. J Bone Joint Surg Am 87: 1752–1760.

Sugaya H (2014). Techniques to evaluate glenoid bone loss. Curr Rev Musculoskelet Med. 7(1): 1–5.

Thomazeau H, Rolland Y, Lucas C, Duval JM, Langlais F (1996). Atrophy of the supraspinatus belly. Assessment by MRI in 55 patients with rotator cuff pathology. Acta Orthop Scand 67(3): 264–268.

Trivedi S, Pomerantz ML, Gross D, Golijanan P, Provencher MT (2014). Shoulder Instability in the Setting of Bipolar (Glenoid and Humeral Head) Bone Loss: The Glenoid Track Concept. Clin Orthop Relat Res. 22(5): 283–294.

Vlychou M, Dailiana Z, Fotiadou A, Papanagiotou M, Fezoulidis IV, Malizos K (2009). Symptomatic partial rotator cuff tears: diagnostic performance of ultrasound and magnetic resonance imaging with surgical correlation. Acta Radiol. 50(1): 101–105.

Walch G, Boulahia A, Boileau P, Kempf JF (1998). Primary glenohumeral osteoarthritis: clinical and radiographic classification. The Aequalis Group. Acta Orthop Belg. 64 Suppl 2: 46–52.

Yamamoto A, Massimini DF, Di Stefano J, Higgins LD (2014). Glenohumeral Contact Pressure With Simulated Anterior Labral and Osseous Defects in Cadaveric Shoulders Before and After Soft Tissue Repair. Am J Sports Med. 42(8): 1947–1954.

Yamamoto N, Itoi E, Abe H, Minagawa H, Seki N, Shimada Y, Okada K (2007). Contact between the glenoid and the humeral head in abduction, external rotation, and horizontal extension: a new concept of glenoid track. J Shoulder Elbow Surg. 16: 649–656.

Korrespondenzadresse

Ass. Prof. Priv.-Doz. Dr. univ. med.
Claudia Schüller-Weidekamm, MBA
Universitätsklinik für Radiodiagnostik
Medizinische Universität Wien
Währinger Gürtel 18–20
1090 Wien
Österreich
E-Mail: weidekamm@icloud.com

Klinische Diagnostik

Matthias Muschol, Ulrich Brunner, Alli Gokeler, Oliver Miltner,
Claudia Schüller-Weidekamm

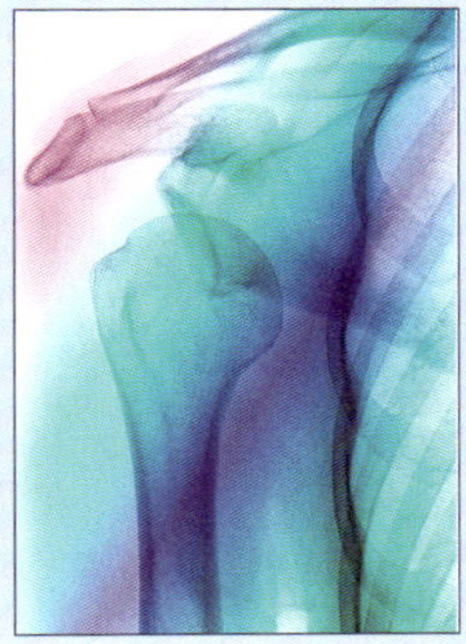

Die klinische Diagnostik ist essentiell zur Findung der Genese und zur Festlegung der Therapie bei Schultererkrankungen. Sie umfasst die Anamnese sowie klinische Untersuchung. Insbesondere bei der Instabilität spielen beide Faktoren eine wichtige Rolle.

Prinzipiell ist die Instabilität von der Laxität zu unterscheiden. Die Instabilität ist nach Matsen als die Unfähigkeit des Patienten zur aktiven Zentrierung und Haltung des Oberarmkopfes in der Schulterblattpfanne definiert [3, 14]. Häufig ist die Instabilität mit einem Ereignis (Trauma) und klinischen Symptomen wie Schmerzen und einem Instabilitätsgefühl verbunden.

Bei der Laxität handelt es sich um eine individuelle und physiologische Eigenschaft jedes Einzelnen. Die Laxität beschreibt die passive und meist physiologische Verschieblichkeit des Oberarmkopfes gegenüber der Pfanne in jeder Richtung. Klinische Instabilitätssymptome treten dabei nicht auf. Mädchen weisen eine höhere Laxität als Jungen auf. Mit zunehmendem Alter nimmt die Laxität ab [3].

Anamnese

Durch die Anamnese sollen verschiedene Aspekte zur Beurteilung einer Schulterinstabilität herausgearbeitet werden. Hieraus lassen sich weitere diagnostische Maßnahmen ableiten, die letztlich zu einer sicheren Diagnose und damit auch zur Therapie führen. Aus der Erfassung einzelner Informationen wie z. B. Alter, Geschlecht, Sportart, Unfallereignis und Luxation konnte in Kombination mit klinischen Tests ein „prediction model" für eine Schulterinstabilität erstellt werden [10, 22].

Aus dem Alter des Patienten lässt sich indirekt auf die Genese der Schulterinstabilität schließen. Geburtstraumatische Schädigungen und angeborene Deformitäten kommen im Kindesalter ursächlich in Betracht. Traumatische Ereignisse mit Sub- oder Luxationen haben ihren Häufigkeitsgipfel zwischen dem 20. und 25. Lebensjahr [3]. Strukturell ist hier häufig eine Labrumverletzung (z. B. Bankart-Läsion) vorhanden. Hingegen treten atraumatische Instabilitäten meist unterhalb des 20. und selten oberhalb des 40. Lebensjahres auf [3]. Traumatische große Rotatorenmanschettenläsionen können sowohl als Ursache einer Instabilität oder auch als Folge einer Luxation (bipolare Schädigung) altersunabhängig in jedem Alter vorkommen. Im höheren Lebensalter treten sie eher als Luxationsfolge oder ursächlich degenerativ auf. Weiterhin können die Rotatorenmanschettenläsionen auch für Rezidivinstabilitäten verantwortlich sein.

Zur Beurteilung einer statischen oder dynamischen Über-/Fehlbelastung ist die Erhebung der Sport- und Berufs-/Alltagstätigkeiten erforderlich. Sportarten und individuelle Spielposition mit Überkopf- oder Wurfbelastungen wie z. B. Handball, Speerwerfen führen zu einer vorderen Instabilität, während Schwimmen oder Boxen eher mit einer hinteren Instabilität verbunden sind [3, 6]. Mykleburst et al. konnten bei professionellen Handballspielerinnen in 29 % eine instabile Schulter nachweisen [15].

Die Erfragung eines Traumas ist ein weiterer wichtiger Bestandteil der Anamnese. Hier spielen Unfallablauf, Verletzungsmechanismus, Stellung des Armes zum Unfallzeitpunkt (abgespreizt nach vorne, hinten oder oben; angelegt, gedreht) und die anschließenden Maßnahmen (Reposition, eigen oder fremd) eine Rolle. Insbesondere posttraumatische Symptome wie Taubheitsgefühl, Kraftminderung oder Bewegungseinschränkung lassen auf Begleitverletzungen wie Nervenschädigungen, Muskel-/Sehnenverletzungen oder Knochenläsionen schließen.

Differentialdiagnostisch ist die atraumatische Instabilität zu erfassen. Eine vorhandene Gewebeschwäche ist unbedingt anamnestisch zu erheben (Instabilität anderer Gelenke, Überbeweglichkeit, Ehlers-Danlos-Syndrom etc.). Gleiche Aspekte wie beim Trauma sind hier abzufragen. Weitere entscheidende Aspekte sind die Anzahl der Ereignisse, die stattgefunden haben, das Vorhandensein einer „unsicheren Position" des Armes und die Frage nach der willkürlich auszulösenden Instabilität.

Schmerzlokalisation sowie Schmerzzeitpunkt (belastungsabhängig, Ruhe, nächtliche Schmerzen) geben weitere Hinweise auf die entstandenen Verletzungen.

Letztlich sollten auch die Art und Anzahl vorausgegangener Instabilitätsereignisse, die Reposition (selbst/fremd) und die Behandlungen erfragt werden.

Klinische Untersuchung

Die klinische Untersuchung der Schulter umfasst die Inspektion, Palpation, Beweglichkeitsprüfung und die speziellen Stabilitätstests.

Inspektion

Die Beweglichkeit des Schultergelenkes und die Meidung unangenehmer Bewegungen/Armstellungen sind bereits bei Entkleidung des Patienten zu beobachten. Von ventral wie dorsal sind die Stellung der Schultergelenke (Hochstand) und die Symmetrie sowie Kontur der schulterumgreifenden Muskulatur (Atrophie) zu beurteilen. Dabei ist zum einen auf den M. deltoideus und zum anderen auf die Supra- und Infraspinatusmuskulatur zu achten. Diese geben weitere Hinweise z. B. auf eine Nervenschädigung (N. axillaris bzw. N. supra-scapularis) oder Muskel-/Sehnenpathologie (Rotatorenmanschettenruptur). Insbesondere ist auf die Stellung der Skapula bereits in der Ruheposition sowie auf die Stabilisierung des Schulterblattes bei der Elevation nach vorne und in der Skapulaebene zu achten. Beide inspektorischen Faktoren sind wegweisende Hinweise für eine Schwächung der thorakoskapularen Muskulatur, auf eine N.-accessorius-Schädigung (Flügelstellung) oder sind im Rahmen einer insuffizienten Skapulaführung zu beobachten (Skapuladyskinesie) [12, 23].

Palpation

Grundlegend sind palpatorisch die knöchernen Strukturen des AC-Gelenkes, das Korakoids, das Tuberculum majus sowie weichteilig die Bizepssehne im Sulcus bicipitalis zu erfassen. Bei der akuten Schulterluxation ist die Stellung des Humeruskopfes zum Korakoid (für die ventrale Luxation) und zur Schulterblattpfanne (für die dorsale bzw. kaudale Luxation) zur Beurteilung der Richtung und des Ausmaßes der Kopfdezentrierung (zentral, nach ventral oder dorsal oder kaudal sub-/luxiert) zu ertasten. Es lässt sich weiterhin die Repositionsmöglichkeit feststellen, d. h. ob der Humeruskopf ohne Kraftaufwand reponierbar ist oder eine verhakte Luxation besteht. Kommt es zu einer sofortigen Reluxation (der Humeruskopf bleibt nicht in zentriert Stellung), sollte von strukturell relevanten Gewebeschädigungen ausgegangen werden. Bei der rezidivierenden Luxation sind die gleichen Aspekte zu erfassen. Über den notwendigen Kraftaufwand zur Reposition kann auf die Laxität der Weichgewebe (Kapsel, Bänder, Sehnen) rückgeschlossen werden. Prinzipiell sind bei jeder Luxation und jedem Instabilitätsereignis die Durchblutung, Motorik und Sensibilität zu überprüfen. Insbesondere ist die Sensibilität im Autonomiegebiet des N. axillaris (lateraler, proximaler Oberarm) zu beurteilen. Im Rahmen der traumatischen Notfallbehandlung sollte hier bei zweifelhaftem Befund eine weitere Bildgebung veranlasst werden (➢ siehe Beitrag Bildgebung).

Bewegungsprüfung

Die Beurteilung der Schultergelenkbeweglichkeit erfolgt standardmäßig nach der Neutral-Null-Methode [4, 18]. Dabei sind sowohl die aktive wie die passive Beweglichkeit zu erfassen. Zur Schmerzvermeidung und dabei objektiveren Beurteilbarkeit sollte die gegenseitige unverletzte vor der betroffenen Schulter untersucht werden, Laxitätstests sollten vor den Stabilitätstests durchgeführt werden. Passiv sollte die Rotationsfähigkeit in 0°- und 90°-Abduktion dokumentiert werden, um hier eine instabilitätsbedingte vermehrte Außenrotation und eine Verminderung der Innenrotation im Seitenvergleich (GIRD: Glenohumeral Internal Rotation Deficit) zu erkennen.

Laxitätstests

Es existieren zahlreiche Untersuchungsmethoden zur Erfassung, Beurteilung und Graduierung einer ventralen, dorsalen sowie kaudalen Instabilität. Es werden hier die im klinischen Alltag am häufigsten angewendeten, mit der höchsten Spezifität und/oder Sensitivität evaluierten Methoden dargestellt, um eine sichere Befundung im klinischen Alltag zu ermöglichen. Mit den in der Reihenfolge willkürlich dargestellten Tests lässt sich jegliche Schulterinstabilität erfassen. Weitere, in der Literatur beschriebene Tests zur individuellen Diagnostik stehen jedem Arzt ergänzend zur Verfügung. Diese sind unter anderem in dem Supplement der Zeitschrift Obere Extremität der DVSE nachzulesen [21].

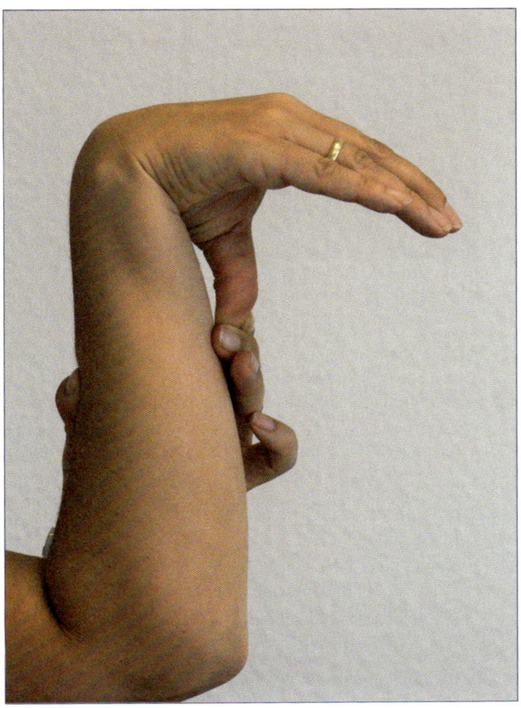

Abb. 1. Allgemeine Laxität-Hyperextension des Daumens bis auf den Unterarm [21].

Um differentialdiagnostisch eine Laxität/Hyperlaxität von einer rezidivierenden traumatisch-bedingten Instabilität abzugrenzen, wird der Beighton-Score zur Erkennung einer allgemeinen Laxität angewendet [2, 8] (➢ Abb. 1). Damit kann eine Gelenklaxität und Hypermobilität quantifiziert werden. Mit steigender Laxität nimmt der Punktwert in dem 9-Punkte-Score zu. 0–2 Punkte stehen für „nicht hypermobil", 3–4 Punkte für „hypermobil" und 5–9 Punkte für „stark hypermobil" (➢ Tab. 1) [21].

Tab. 1. Beighton-Score [2, 8].

Gelenk	Funktion	Punkt
5. Finger links	Dorsalflexion >90°	1
5. Finger rechts	Dorsalflexion >90°	1
Daumen links	Daumen bis auf den Unterarm legen	1
Daumen rechts	Daumen bis auf den Unterarm legen	1
Ellenbogen links	Hyperextension des Ellenbogens >10°	1
Ellenbogen rechts	Hyperextension des Ellenbogens >10°	1
Kniegelenk links	Hyperextension des Kniegelenks >10°	1
Bei Flexion der Wirbelsäule mit gestreckten Kniegelenken können die Hände flach auf den Boden gelegt werden (Finger-Boden-Abstand)	Möglich	1

Alle Untersuchungen zur Beurteilung einer Schulterlaxität sollten im entspannten Muskelzustand durchgeführt werden. Eine Laxität lässt sich durch folgende Tests erfassen:

- Schubladentest nach Gerber
- Sulkustest
- Hyperabduktionstest nach Gagey
- Load-and-Shift-Test

Das Ausmaß der Verschieblichkeit des Humeruskopfes in Bezug zum Glenoid wird nach Hawkins in 4 Grade eingeteilt und gilt für alle Laxitätstests (➢ Tab. 2) [9].

Tab. 2. Graduierung der Schulterlaxität in ap-Direktion nach Hawkins [9, 21].

Grad 0:	Keine oder nur geringe Translation
Grad 1:	Translation des Humeruskopfes (HK) bis an den Rand des Glenoids
Grad 2:	Translation bis zur Hälfte des HK-Durchmessers auf den Glenoidrand mit Spontanreposition
Grad 3:	Translation des HK über den Glenoidrand bis zur Luxation ohne Spontanreposition

Vorderer und hinterer Schubladentest nach Gerber

Mit diesem Test lässt sich die Verschieblichkeit/ Laxizität in der ap-Richtung beurteilen. In der Originalbeschreibung wird der Test in Rückenlage des Patienten durchgeführt [7]. Wir bevorzugen die Überprüfung in sitzender oder stehender Position des Patienten mit geradem Rücken und Neutralstellung des Armes. Mit der einen Hand des Untersuchers wird die Skapula fixiert (z. B. durch den Codman-Griff: eine Hand liegt der Spina scapulae auf und umfasst mit den Fingern das Akromion und das Korakoid (➢ Abb. 2). Mit der anderen Hand wird der proximale Oberarm umgriffen und eine Verschiebung (Translation) nach vorne und hinten durchgeführt.

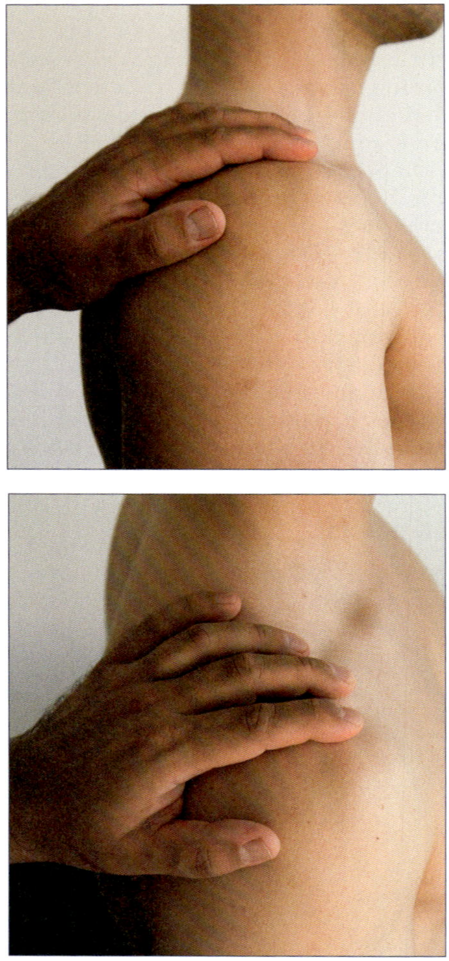

Abb. 2. Codman-Griff zur Fixierung der Skapula [3].

Sulkustest

Der Sulkustest dient der Erfassung einer Laxität nach kaudal. Die Skapula wird mit einer Untersucherhand fixiert. Beim sitzenden oder stehenden Patienten wird am entspannt hängenden Arm ein axialer Zug über den Ellenbogen ausgeübt. Entsteht dabei eine deutliche Rinne unterhalb des Akromions (Sulkuszeichen), ist dieser Test positiv. Es wird dabei das Verhältnis zur Gegenseite beurteilt. Nach Altcheck gibt es eine Einteilung in 3 Grade (➢ Tab. 3) [1]. Warner empfiehlt eine zusätzliche Testung in Innen- und Außenrotation. Ein vermehrtes Sulkuszeichen in Außenrotation würde für eine Hyperlaxität des Rotatorenintervalls, in Innenrotation für eine Pathologie der hinteren Kapselstrukturen sprechen [24].

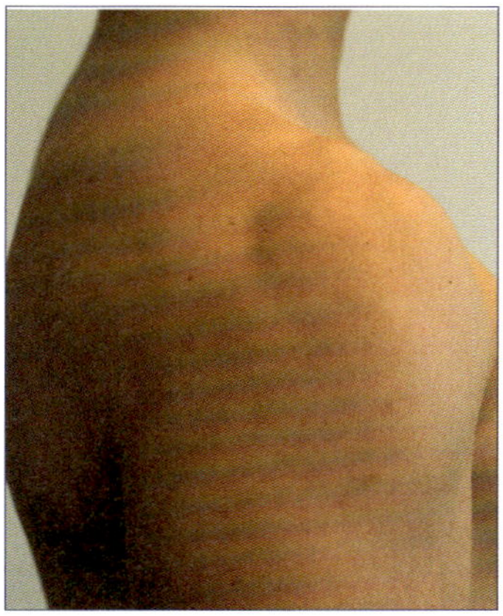

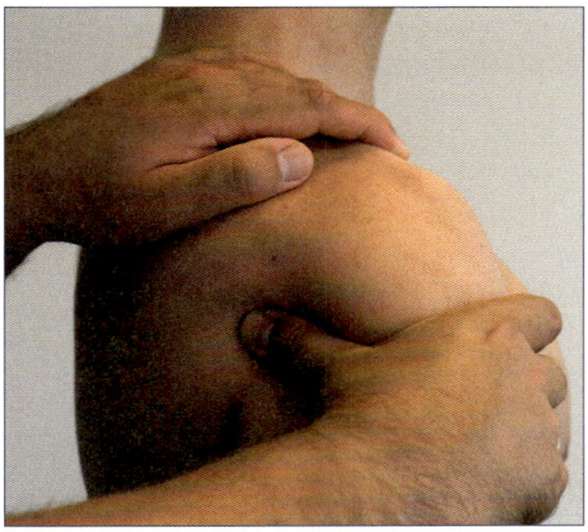

Abb. 3a + b. Vorderer und hinterer Schubladentest nach Gerber („Drawer-Test" nach Gerber) [7].

Tab. 3. Graduierung des Sulkuszeichens nach Altcheck [1].

Grad 1:	0–1 cm
Grad 2:	1–2 cm
Grad 3:	> 2 cm

Hyperabduktionstest nach Gagey

Der Hyperabduktionstest nach Gagey ist ein weiteres diagnostisches Tool zur Beurteilung einer inferioren Hyperlaxität. Beim sitzenden Patienten wird die Skapula fixiert. Der im Ellenbogen auf 90° gebeugte Arm wird maximal abduziert. Der Test gilt als positiv, wenn eine Abduktion von mehr als 105° möglich ist. Nach Gagey findet sich bei 85 % der Patienten mit einer Instabilität ein positiver Test (➢ Abb. 4) [5].

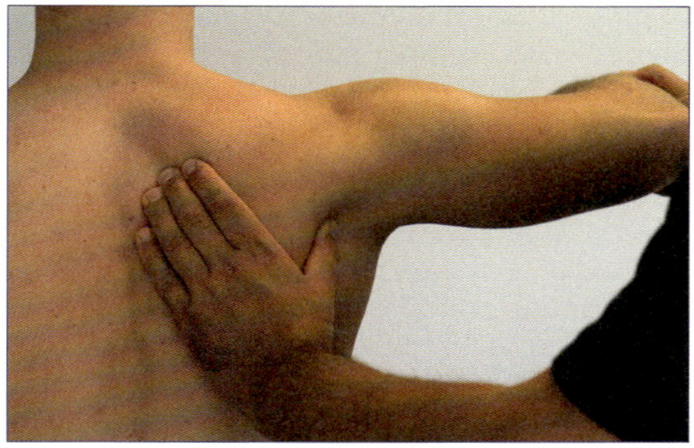

Abb. 4. Hyperabduktionstest nach Gagey [5].

Load-and-Shift-Test

Hawkins et al. haben im Originaltext für diesen Test eine liegende Position des Patienten beschrieben [9]. Der Test kann aber auch in

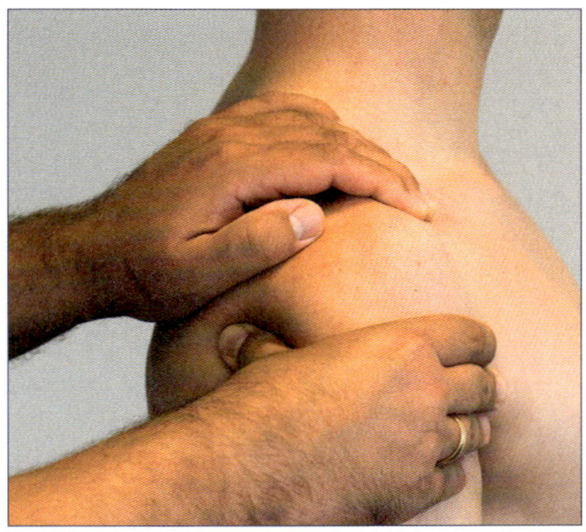

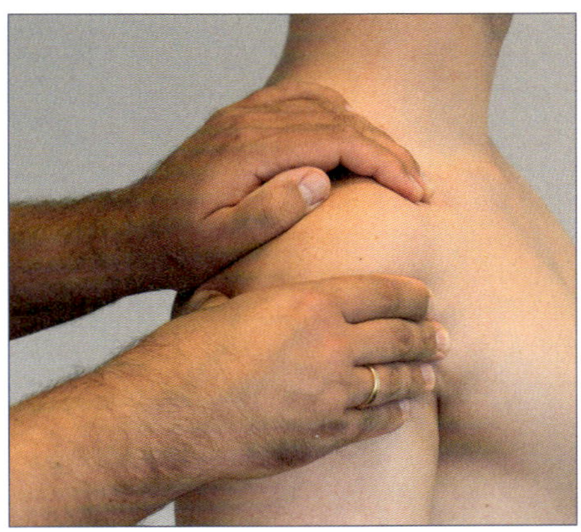

Abb. 5. Load-and-Shift-Test [9].

sitzender Position durchgeführt werden. Er dient der Beurteilung der vorderen, aber auch der hinteren Kapselbandstrukturen. Beim liegenden Patienten wird bei freihängender Schulter der Humeruskopf über einen axialen Druck in das Glenoid zentriert. Durch vermehrte Abduktions-/Außenrotationsbewegung und gleichzeitigen Druck der anderen Untersucherhand von dorsal wird versucht, den Oberarmkopf aus der Pfanne zu schieben. Bei positivem Test kommt es zu einer Sub-/Luxation des Kopfes, welche durch eine Hyperadduktion wieder reponiert werden kann. Für die Überprüfung der dorsalen Kapselbandstrukturen wird der Test in umgekehrter Position mit Innenrotation und Adduktion durchgeführt. Der Druck auf den Oberarmkopf erfolgt von ventral (➢ Abb. 5).

Instabilitätstests

Das Ausmaß der Instabilität wird durch folgende Stabilitätstests dargestellt. Für die ventrale Instabilität sollten der Apprehension-Test und der Relocation-Test angewendet werden.

Apprehension-Test

Mit diesem Test wird die vordere untere Instabilität erfasst. Es wird dabei das Anspannungs- und Vermeidungsverhalten des Patienten beurteilt. Der Apprehension-Test wurde von Rowe et al. in sitzender wie stehender Position beschrieben [17]. Der Test sollte vorsichtig und langsam durchgeführt werden! Dabei ist eine reine Schmerzangabe bei der Testdurchführung kein Kriterium für eine Instabilität [20]. Die muskuläre Anspannung des Patienten bzw. die aktive Vermeidung der Bewegung sind als positive Kriterien zu werten. Bei fixierter Skapula (Codman-Griff) wird der Arm in die Abduktions-/Außenrotationsstellung („Wurfarmstellung") gebracht. Dann wird ein Druck von dorsal parallel zum Glenoid gegen den Humeruskopf ausgeübt (➢ Abb. 6). Die Testung sollte in verschiedenen Abduktionsstellungen (60°, 90°, 120°) durchgeführt werden, um die verschiedenen Kapselbandstrukturen diffiziler zu beurteilen. Bei 60°-Abduktion ist das mediale glenohumerale Ligament (MGHL) betroffen, bei 90° das MGHL und das inferiore glenohumerale Ligament (IGHL) und bei 120° vermehrt das IGHL. Wird die Abduktions-/Außenrotationsstellung

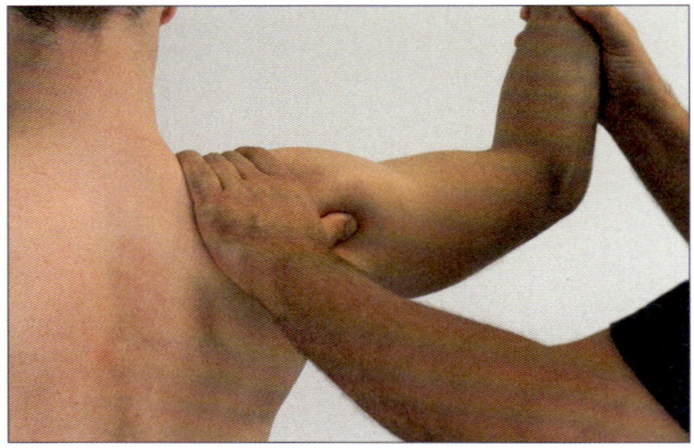

Abb. 6. Apprehension-Test nach Rowe [17].

erst gar nicht vom Patienten eingenommen oder der Druck von dorsal nicht toleriert, ist der Test positiv. Pappas et al. beschrieben eine hohe Korrelation eines positiven Apprehension-Tests mit einer traumatischen vorderen Bankart-Läsion sowie einer vorderen Instabilität [10, 16].

Relocation-Test

Dieser Test wird nach Jobe in liegender Position mit dadurch bedingter besserer Stabilisie-

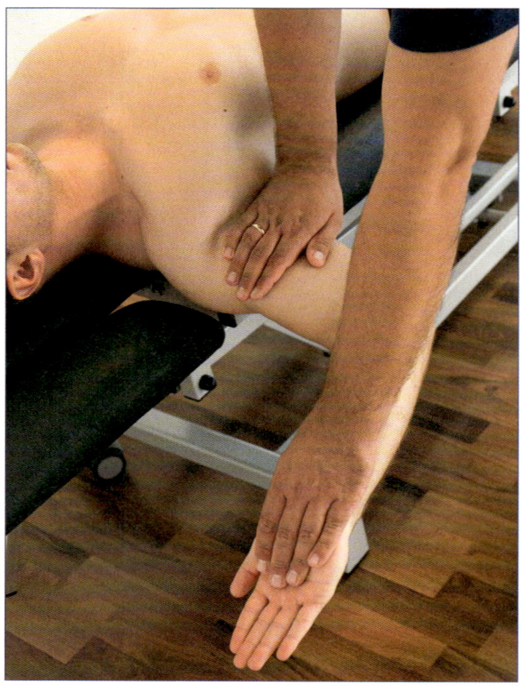

Abb. 7. Relocation-Test nach Jobe [11].

rung der Skapula und des Oberarmes durchgeführt [11]. Bei 90° Abduktion wird eine zunehmende Außenrotation durchgeführt, bis der Patient gegenspannt oder Schmerzen angibt. Nun erfolgt die „Reposition“ des Humeruskopfes durch Druck von ventral auf den Oberarm. Ist im Anschluss daran eine Steigerung der Außenrotation ohne Gegenspannung oder Schmerzangabe möglich, ist der Test positiv für eine ventrale Instabilität (➢ Abb. 7).

Surprise-Test

Der Surprise-Test, oder auch Anterior-Release-Test genannt, ist eine Modifikation des Relocation-Tests, erstmals von Hawkins erwähnt [19].

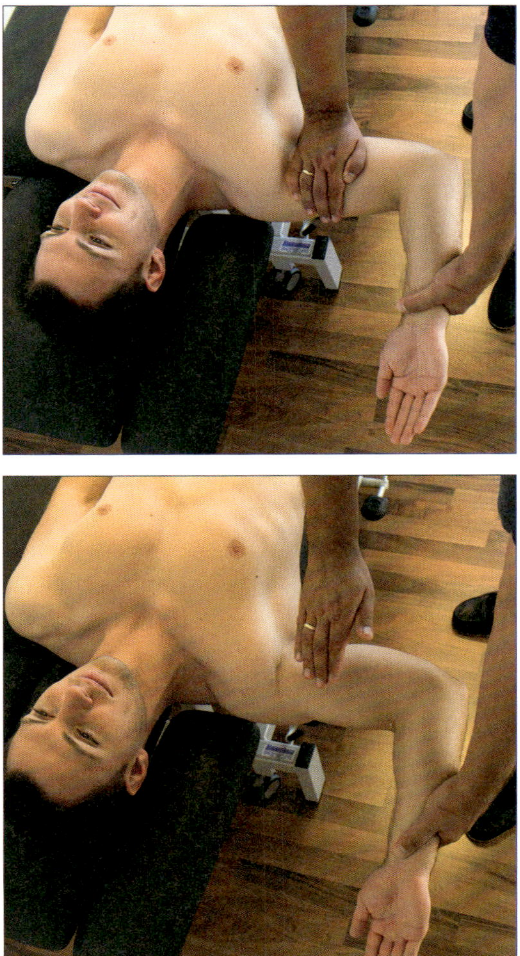

Abb. 8. Surprise oder Anterior-Release-Test [19].

In Rückenlage wird bei 90° abduziertem und 90°außenrotiertem Arm der Humeruskopf von ventral mit der anderen Untersucherhand durch Druck nach dorsal zentriert. Wird nun plötzlich diese Hand weggenommen, kommt es zu einem Instabilitätsgefühl des Patienten. Der Test ist damit positiv (➢ Abb. 8). Es besteht eine hohe Sensitivität dieses Testes für eine ventrale Instabilität [10]. Zur Beurteilung und Diagnose einer hinteren Instabilität haben sich der Jerk- und der Kim-Test als geeignete Untersuchungen etabliert.

Jerk-Test

Ursprünglich von Hawkins und Bokor beschrieben, wird der Test in sitzender Position durchgeführt [9]. Er lässt sich aber auch gut in stehender Position durchführen. Mit einer Untersucherhand wird die Skapula z. B. mit dem Codman-Griff stabilisiert, mit der anderen Hand am angewinkelten Ellenbogen wird die Schulter in 90° Abduktion zunehmend innenrotiert und adduziert. Dabei wird ein axialer Druck auf den Oberarm nach dorsal ausgeübt. Somit kann eine dorsale Schublade oder Subluxation ausgeführt werden. Bei anschließender Horizontalabduktion kommt es dann zur Reposition, meist mit einem „Schnappen“ verbunden. Dies wird als positiver Test gewertet, genauso wie eine Schmerzangabe bei dorsaler Schublade bzw. Subluxation (➢ Abb. 9).

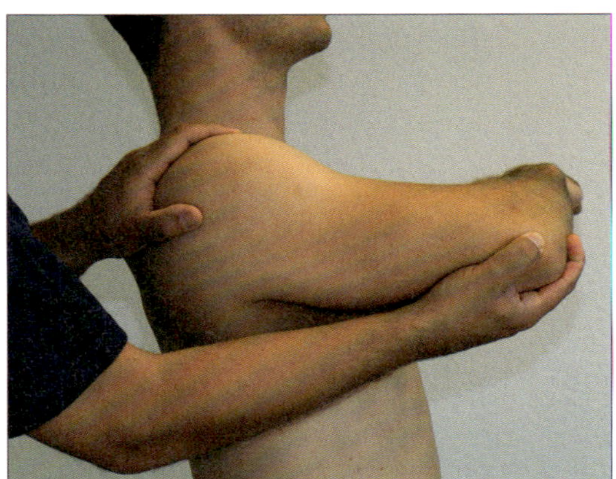

Abb. 9. Jerk-Test nach Hawkins [9].

Kim-Test

Als weiterer Test zur Feststellung einer dorsalen Instabilität dient der Kim-Test. In sitzender Position wird der Arm 90° abduziert. Der betroffene Arm wird im Ellenbogen und im mittleren Drittel des Oberarmes gehalten. Nun wird ein axialer Druck auf den Arm über den Ellenbogen in die Schulter ausgeübt und dabei der Arm um 45° adduziert mit einer gleichzeitig nach unten und hinten ausgeübten Kraft. Tritt hierbei ein Schmerz an der hinteren Schulter oder ein „Schnappen“ auf, gilt der Test als positiv (➢ Abb. 10) [13].

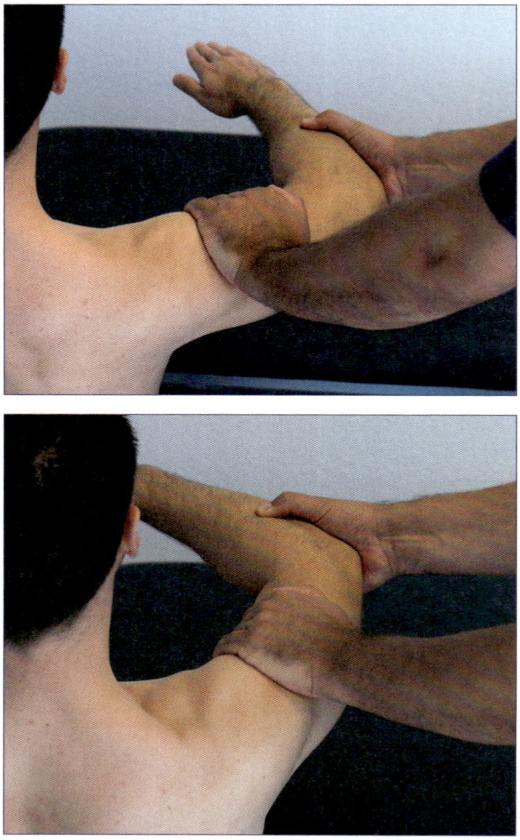

Abb. 10. Kim-Test [13].

Mit den hier aufgeführten Untersuchungstests lassen sich die meisten Schulterinstabilitäten diagnostizieren. In Ergänzung zu der aufgeführten klinischen Befundung sind folgende differentialdiagnostischen Schultererkrankungen individuell abzuklären:

- Impingementsyndrom ohne Instabilität
- Rotatorenmanschettenschaden
- Frozen shoulder
- Neurologische Schäden
- Multidirektionale Instabilität.

Zusammenfassend lässt sich die Schulterinstabilität durch eine kurze, prägnante Anamnese mit entsprechender Inspektion des entkleideten Patienten und Durchführung weniger Tests sicher diagnostizieren. Jeder klinisch tätige Kollege sollte sich ein Repertoire an 2–3 klinischen Tests für die Laxitätsprüfung sowie die vordere als auch hintere Instabilität aneignen, um diese qualitativ sicher durchführen und damit korrekt diagnostizieren zu können. So lässt sich bereits eine Anzahl an Fehldiagnosen vermeiden und ein gezieltes Therapieregime aufstellen.

Literatur

1. Altcheck DW, Warren RF, Skyhar MJ et al. (1991). T-plasty modification of the Bankart procedure for multidirectional instability of the anterior and inferior types. J Bone Joint Surg AM 73: 105–112.
2. Beighton PH, Grahame R, Bird HA (1999). Hypermobility of joints, 3rd edn. Springer, London, Berlin, New York.
3. Brunner U, Scheibel M (2010). Klinische Untersuchung der Schulter. In: Habermeyer P, Lichtenberg S, Magosch P (eds) Schulterchirurgie. Elsevier, München, pp. 63–97.
4. Cave EF, Roberts SM (1936). A method for measuring and recording joint function. J Bone Joint Surg 18: 455–465.
5. Gagey OJ, Gagey N (2001). The hyperabduction test: An assessment of the laxity of the inferior glenohumeral ligament. J Bone Joint Surg Br 83: 69–74.
6. Garth WP, Allman FL, Armstrong WS (1987). Occult anterior subluxations of the shoulder in noncontact sports. Am J Sports Med 15: 579–585.
7. Gerber C, Ganz R (1984). Clinical assessment of instability of the shoulder. With special reference to anterior and posterior drawer tests. J Bone Joint Surg Br 66: 551–556.
8. Grahame R, Bird HA, Child A (2000). The British Society Special Interest Group on Heri-

table Disorders of Connective Tissue Criteria for the Benign Joint Hypermobility Syndrome. The revised (Brighton 1998) criteria for the diagnosis of the BHJS. J Rheumatol 27: 1777–1779.

9. Hawkins RJ, Bokor DJ (1990). Clinical evaluation of shoulder problems. In: Rockwood CA, Matsen FA III (eds) The Shoulder, Vol. 1, Saunders, Philadelphia. pp. 149–177.

10. Hegedus EJ, Goode AP, Cook CE, Michener L, Myer CA, Myer DM, Wright AA (2012). Which physical examination tests provide clinicians with the most value when examining the shoulder? Update of a systemic review with meta-analysis of individual tests. Br J Sports Med 46: 964–978.

11. Jobe FW, Tibone JE, Jobe CM, Kvitne RS (1990). The shoulder in sports. In: Rockwood CA, Matsen FA III (eds) The Shoulder, Vol. 2, Saunders, Philadelphia. pp. 961–990.

12. Kibler WB, Kuhn JE, Wilk K, Sciascia A, Moore S, Laudner K, Ellenbecker T, Thigpen C, Uhl T (2013). The disabled throwing shoulder: spectrum of pathology-10-year update. Arthroscopy 29: 141–161.

13. Kim SH, Park JS, Jeong WK, Shin SK (2005). The Kim test: A novel test for posteroinferior labral lesion of the shoulder – a comparison to the Jerk test. Am J Sports Med 33: 1188–1192.

14. Matsen FA III, Thomas SC, Rockwood CA (1990). Glenohumeral instability. In: Rockwood CA, Matsen FA III (eds.) The Shoulder, Vol. 1. Saunders, Philadelphia. pp. 516–522.

15. Mykleburst G, Hasslan L, Bahr R, Steffen K (2013). High prevalence of shoulder pain amongn elite Norwegian female handball players. Scand J Med Sci Sports 23: 288–294.

16. Pappas AM, Tawacki RM, Sullivan TJ (1985). Biomechanics of baseball pitching: a preliminary report. Am J Sports Med 13: 216.

17. Rowe CR, Zarins B (1981). Recurrent transient subluxation of the shoulder. J Bone Joint Surg Am 63: 863–872.

18. Ryf C, Weymann A (1995). The neutral zero method – A principle of measuring joint function. Injury 26: 1–11.

19. Silliman JF, Hawkins RJ (1993). Classification and physical diagnosis of instability of the shoulder. Clin Orthop Relat Res 291: 7–19.

20. Tzannes A, Paxinos A, Callanan M, Murrell GA (2004). An assessement of the interexaminer reliability of tests for shoulder instability. J Shoulder Elbow Surg 13: 18–23.

21. Untersuchungstechniken des Schultergelenkes (2012). Obere Extremität. Springer, Heidelberg, 7 Suppl 1: 3–68.

22. Van Kampen DA, van Beers LW, Scholtes VA, Terwee CB, Willems WJ (2012). Validation of the Dutch version of the Simple Shoulder Test. J Shoulder Elbow Surg 21: 808–814.

23. Warner JJ, Micheli LJ, Arslanian LE; Kennedy J, Kennedy R (1992). Scapulothoracic motion in normal shoulders and shoulders with glenohumeral instability and impingement syndrome. A study using Moiré topographic analysis. Clin Orthop Relat Res 285: 191–199.

24. Warner JJP (1997). Overview: Avoiding pitfalls and managing complications and failures of instability surgery. In: Warner JJP, Iannotti JP, Gerber C (eds.), Complex and revision problems in shoulder surgery, Lippincott, Philadelphia. pp. 3–8.

Korrespondenzadresse

Dr. med. Matthias Muschol
OZST – Orthopädie Zentrum Stader Straße
Stader Straße 35
28205 Bremen

Die traumatische vordere Erstluxation des Schultergelenkes

Stefan Greiner, Casper Grim, Michael Krüger-Franke, Hans-Gerd Pieper, Victor Valderrabano

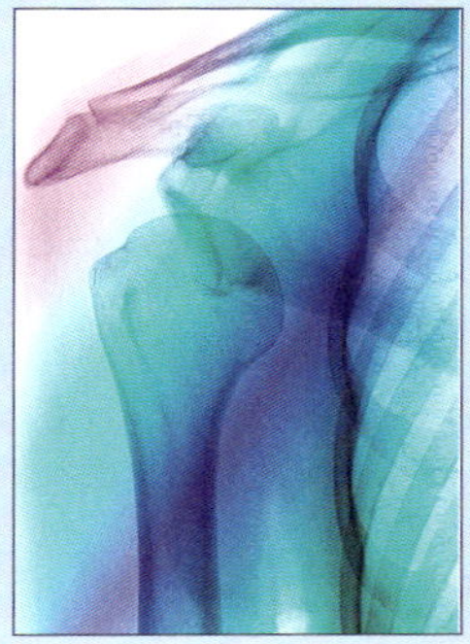

Erleidet ein Patient im Rahmen eines adäquaten traumatischen Ereignisses erstmalig eine Dislokation des Glenohumeralgelenkes nach ventral, spricht man von einer primär traumatischen vorderen Schultergelenkluxation. Die Inzidenz dieser Verletzung beträgt ca. 1,7 % [28, 40]. Die Hauptrisikogruppe sind hier jüngere (unter 25 Jahre) männliche Patienten, die eine Risikosportart betreiben [19, 31–33]. Als klassische Unfallmechanismen sind hierfür der Sturz auf den ausgestreckten Arm zu sehen sowie das Abduktions-Außenrotations-Trauma und die unerwartete Krafteinwirkung auf die außenrotierte/abduzierte Schulter (z. B. Gegner blockiert den Arm bei der Wurfbewegung beim Handball) [26, 33]. Daher lassen sich diesbezüglich auch Risikosportarten definieren, welche im Wesentlichen Sportarten mit forciertem Gegnerkontakt, Überkopfsportarten und Sportarten mit erhöhter Sturzgefahr sind.

Anamnese

Hinsichtlich der Anamnese sind unterschiedliche Punkte von klinischer Relevanz und sollten erfragt werden. Hauptpunkte sind die Art des Unfallereignisses, der Unfallzeitpunkt, ggf. die Anzahl der stattgehabten Luxationen, aber auch ob eine Spontan-, Selbst- oder Fremdreposition stattfand und unter welchen Bedingungen (Analgesie, Narkose, Relaxierung, Fachpersonal) diese durchgeführt wurde. Auch die Frage nach Instabilitäten anderer Gelenke (Patella, Ellenbogen, ...) und die familienanamnestische Abklärung in Hinblick auf mögliche Bindegewebserkrankungen (Ehlers-Danlos-Syndrom, Marfan-Sydrom) spielen hinsichtlich der späteren Therapie eine Rolle.

Reposition

Im klinischen Umfeld wird hinsichtlich der Reposition einer luxierten Schulter folgender Behandlungsablauf empfohlen:

- Röntgen: ap + y (Dokumentation der Luxation, der Richtung und Ausschluss von größeren knöchernen Begleitverletzungen) (➢ Abb. 1a, b)

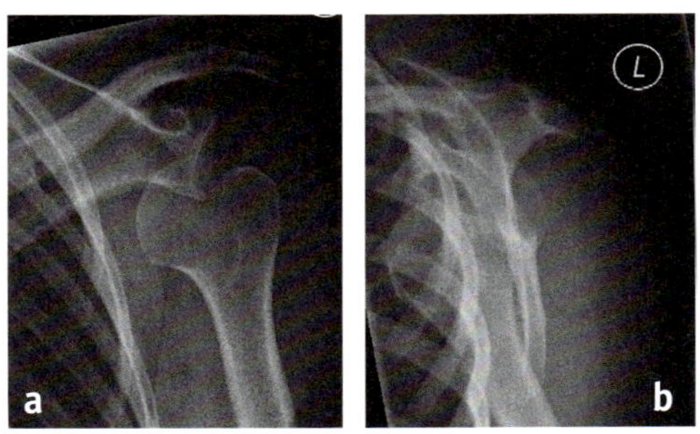

Abb. 1a + b. ap und y-Aufnahme einer akuten vorderen Schultergelenkluxation.

- Kontrolle von peripherer Durchblutung, Motorik und Sensibilität (insbesondere des Nervus axillaris) und deren Dokumentation *vor* der Reposition.
- Reposition: vorzugsweise schonend, ohne Zeitdruck, entspannter Patient. Die unterschiedlichen Repositionsmanöver werden im Kapitel „Spielfeldbetreuung“ beschrieben.

- Kontrolle und Dokumentation von Durchblutung, Motorik und Sensibilität post repositionem.
- Röntgen: ap + axial (wenn nicht möglich y-Aufnahme, in jedem Fall jedoch Kontrollröntgen in zwei Ebenen!)
- Ruhigstellung (Immobilisationsstellung abhängig vom weiteren Prozedere).

Diagnostik

Klinische Untersuchung

Hinsichtlich der klinischen Untersuchung in der Akutsituation ist der Fokus vor allem auf mögliche Begleitverletzungen zu richten. Während sich größere knöcherne Läsionen wie proximale Humerusfrakturen, Tuberculum-majus-Frakturen oder auch größere Glenoidrandfrakturen bereits im Röntgen diagnostizieren lassen, ist zusätzlich insbesondere aufgrund deren Häufigkeit auf eine Läsion des Nervus axillaris zu achten. Dieser sollte sowohl hinsichtlich seiner motorischen als auch seiner sensiblen Qualitäten untersucht werden. Hierzu wird zunächst bilateral das sensible Versorgungsgebiet des N. axillaris direkt lateral über dem M. deltoideus durch den Untersucher berührt und der Patient hinsichtlich eines möglichen Unterschieds der taktilen Empfindung beider Schultern befragt. Die motorische Untersuchung sollte sowohl im luxierten Zustand als auch direkt nach der Reposition ohne größere Bewegung der Extremität erfolgen. Hierzu legt der Untersucher eine Hand auf den M. deltoideus der zu untersuchenden Schulter, mit der anderen Hand wird der Ellenbogen des Patienten an dessen Rumpf fixiert. Der Patient wird nun aufgefordert die Hand des Untersuchers mit dem Ellenbogen nach außen zu drücken. In der akuten Situation genügt ein Anspannen des M. deltoideus zunächst um eine komplette Läsion des N. axillaris auszuschließen.

Bei positivem oder fraglich positivem Befund ist aus rechtlicher Sicht eine fachneurologische Kontrolle indiziert. Eine elektrophysiologische Beurteilung mittels EMG und NLG des N. axillaris und des M. deltoideus ist jedoch häufig erst im Zeitversatz aussagekräftig. Jedoch sollte eine operative orthopädische Intervention (Stabilisierung) erst nach vollständigem Abklingen der neurologischen Symptomatik bei persistierender Instabilitätssymptomatik durchgeführt werden. Eine assoziierte traumatische Rotatorenmanschettenläsion stellt hier jedoch eine Ausnahme dar, da hier bei einer ungenügenden Rekonvaleszenz der Nervenläsion die Rotatorenmanschette entscheidend für die verbleibende Schultergelenkfunktion ist und daher zeitnah rekonstruiert werden sollte.

Ein weiterer Fokus sollte daher in der Akutsituation auch auf die Rotatorenmanschette gelegt werden. Hier ist insbesondere die traumatische Sehnenruptur des M. subscapularis zu beachten, da dieser dazu neigt sich bei Komplettrupturen schnell zu retrahieren, mit den entsprechenden folgenden Schwierigkeiten der Rekonstruktion bei einer verzögerten Diagnostik [9, 29]. Hierzu kann man den Patienten post repositionem bei auf den Bauch gelegten Händen bitten beide Ellenbogen nach ventral anzuheben, im Sinne eines modifizierten Belly press maneuvers [2]. Ist dies nahezu seitengleich möglich, kann eine komplette Ruptur des M. subscapularis ausgeschlossen werden.

Ein weiterer Aspekt der klinischen Untersuchung sollte auf einer orientierenden Untersuchung der patientenindividuellen Laxität bzw. einer möglicherweise vorliegenden Hyperlaxität liegen. Die entsprechenden Untersuchungen werden an der nicht verletzten Extremität durchgeführt. Als orientierend sind hier der Sulcus-Test in Innen- und Außenrotation, die AP-Translation und der Gagey-Test zu empfehlen, weiterhin der Daumen-/Unterarmabstand, die Überstreckbarkeit der Ellenbogengelenke und das mögliche Vorhandensein von Striae. Ziel ist hierbei die Gewinnung eines Eindrucks, welche möglichen Therapieoptionen in Frage kommen (zusätzlicher posteroinferiorer Kapselshift), bzw. ob ggf. überhaupt eine strukturelle Läsion vorliegt oder ob bei einer deutlichen Hyperlaxität mittels einer MRT-Untersuchung zunächst das Vorliegen einer intraartikulären Läsion abgeklärt werden sollte.

Eine eigentliche Stabilitätstestung der betroffenen Schulter ist im Akutfall nicht zielführend und sollte unterlassen werden. Ab der 4. Woche nach dem Trauma ist eine vorsichtige Durchführung der folgenden Instabilitätstests sinnvoll:

- Vorderer Apprehension-Test (bei niedrigen Abduktionsgraden beginnen!)
- Relocation/Surprise-Test.

Auch die klinische Untersuchung von Begleitläsionen der Rotatorenmanschette sollte wie bereits erwähnt bei initial unklarem Befund innerhalb der ersten 3 Wochen verlässlich durchgeführt werden.

Bildgebende Diagnostik

Röntgen

Zur bildgebenden Diagnostik zählt primär die Röntgenaufnahme in 2 Ebenen (obligat), welche zudem zum Beurteilungszeitpunkt z. B. praeoperativ nicht älter als 3 Monate sein sollte. Verlangt werden eine true ap und eine streng axiale Aufnahme, wobei bei strukturellen Problemen mit der axialen Aufnahme eine y-Aufnahme durchgeführt werden kann, in jedem Fall aber obligat eine Aufnahme in der 2. Ebene durchgeführt werden muss. Insbesondere bei Verdacht auf eine vorliegende Glenoidrandfraktur in der ap-Aufnahme und/oder der axialen Aufnahme ist eine Pfannenprofilaufnahme nach Bernageau [3, 34] zur Beurteilung der Läsion hilfreich (➢ Abb. 2a + b).

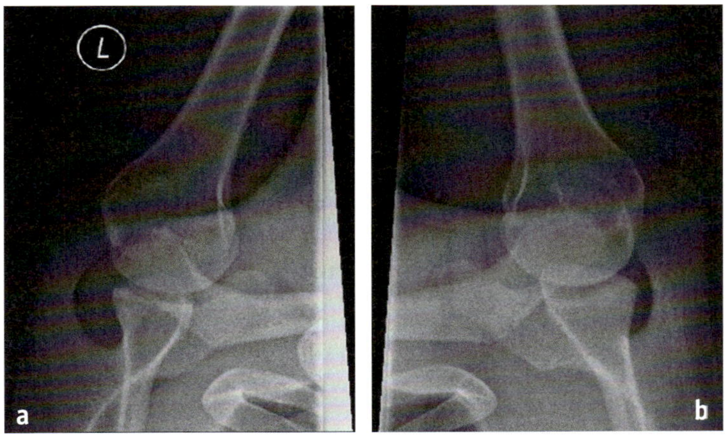

Abb. 2a + b. Pfannenprofilaufnahme nach Bernageau im Seitenvergleich zur Beurteilung des vorderen Glenoidrandes.

Sonographie

Insbesondere bei älteren Patienten und bei klinischem Verdacht auf eine Rotatorenmanschettenläsion stellt die Sonographie eine hilfreiche und kostengünstige Möglichkeit dar, um eine solche schnell zu bestätigen oder auszuschließen.

MRT

Bei einem Patienten mit traumatisch erstmals luxiertem Schultergelenk ist eine MRT-Bildgebung bei grundsätzlich hoher Diagnosesicherheit durch Anamnese und klinische Untersuchung nicht obligat und im Zeitversatz von mehr als drei Wochen nach dem Trauma als Nativ-Untersuchung auch nur bedingt aussagekräftig. Zum Einsatz sollte sie daher insbesondere zum Ausschluss möglicher Begleitverletzungen, zur Abklärung des Vorliegens einer intraartikulären Läsion beim hyperlaxen Patienten und bei Maximaltraumata mit dem Verdacht auf höhergradige intraartikuläre Schädigungen (HAGL-Läsion) kommen [4].

Ist der definitive Untersuchungszeitpunkt länger als 3 Wochen nach dem Trauma, so ist eine intraartikuläre Kontrastmittelgabe (ARTHRO-MRT) zu favorisieren.

Computertomographie

Zeigt sich nativ radiologisch eine knöcherne Pfannenrandläsion bzw. kann diese so nicht sicher ausgeschlossen werden, ist eine präoperative Abklärung mittels CT und 3D-Rekonstruktion mit Subtraktion des Humeruskopfes zur weiteren therapeutischen Planung sinnvoll.

Klassifikation

Unterschiedliche Klassifikationen sind bisher entwickelt worden um die genaue Pathologie nach einer Schultergelenkluxation weiter einzugrenzen. Die gebräuchlichsten stellen die nach Matsen, Gerber und Stanmore/Bayley dar. Eine zuverlässige Therapieableitung ist daraus jedoch bisher nicht möglich.

Besonderheiten beim Sportler

Aufgrund der Häufung dieser Verletzung bei bestimmten Sportarten sollten sportspezifische Besonderheiten in die Patientenberatung und auch Therapieplanung mit einbezogen werden. Dazu zählt zum einen das spezifische Sportlevel (Profi-, Amateur-, Freizeitsportler), wobei hier als Grundsatz bei Profi- und Amateursportlern bzw. beim ambitionierten Freizeitsportler in Risikosportarten eine Tendenz hin zur operativen Versorgung besteht. Auch dem Operationszeitpunkt kommt beim Sportler eine besondere Bedeutung zu. Gerade beim Profisportler sollte abhängig von der Saisonphase und dem sportartspezifischen Risikoprofil eine verzögerte Versorgung in der Saisonpause diskutiert werden. Auch sollten Punkte wie die derzeitige Vertragssituation, die Dauer der Karriere bzw. ein möglicherweise geplantes Karriereende mit einbezogen werden. Beim Freizeitsportler sollte das Risikoprofil der entsprechenden Sportart dem Patienten erläutert werden und weiterhin ggf. auch eine Beratung hinsichtlich risikoärmerer Sportarten erfolgen.

Therapie

Konservative Therapie

Klare Behandlungsrichtlinien hinsichtlich einer primär operativen oder konservativen Vorgehensweise fehlen derzeit in der Literatur. Auch nach Aufarbeitung in einer aktuellen Reviewarbeit [27] zeigen die bisherigen Daten zuverlässig, dass die Rezidivrate nach konservativer Therapie ca 37,5 % beträgt und damit im Vergleich zur operativen Therapie (9,6 %) ungleich höher ist [5, 7, 8, 10, 11, 13–16, 18, 21–25, 37–39, 42, 44–46]. Eine generelle operative Versorgung aller Patienten würde aber zu einer deutlichen Überversorgung dieses Krankheitsbildes führen. Hinsichtlich der Rezidivrate nach konservativer Therapie spielen unterschiedliche Faktoren eine Rolle, die zu Hilfe gezogen werden können, um eine patientenorientierte Entscheidung zu fällen. Ein entscheidender Faktor ist hier das Alter des Patienten. Aus diesen Daten lässt sich zumindest die Tendenz ableiten, dass Patienten unter 25 Jahren tendenziell in Richtung einer operativen Therapie beraten werden sollten, ältere Patienten jedoch gute Chancen auf ein dauerhaft stabiles Gelenk nach konservativer Therapie haben [33].

Die klassische konservative Behandlung sollte daher bei Patienten durchgeführt werden, die älter als 30 Jahre sind, nicht explizit eine Operation wünschen, keine weiteren Risikofaktoren hinsichtlich einer Rezidivluxation haben und bei denen es sich um eine klassische Bankart-Läsion ohne knöcherne Begleitverletzung handelt. Die Therapie besteht hier in der Immobilisation in Innenrotation für maximal 10 Tage, welche nicht als therapeutische Intervention, sondern als rein symptomatische Maßnahme zu verstehen ist.

Neuere Studiendaten propagieren die Immobilisation in Außenrotation, welche in MRT-Studien eine Reposition des avuldierten Kapsel-Labrum Komplexes bewirken kann und daher auch tatsächlich eine therapeutische Maßnahme darstellt [17, 25, 44]. Auch wenn noch keine eindeutige Evidenz besteht, scheint jedoch der Studienlage zufolge eine Immobilisation innerhalb von 48 h nach Trauma und eine Immobilisationsdauer von 3 Wochen als vielversprechend [41]. In der Zukunft werden hier sicherlich noch genauere Daten auch hinsichtlich der optimalen Immobilisationsposition (Abduktion + Außenrotation) folgen [12, 35].

Einen weiteren Pfeiler der konservativen Therapie stellt die adäquate Patientenberatung dar. Den Patienten sollte vermittelt werden, dass eine hohe Außenrotationsposition und eine forcierte Retroversion des betroffenen Armes für 4–6 Wochen nach dem Trauma vermieden werden sollten. Weiterhin sollte ein spezifisches Kraft- und Koordinationstraining ab der 4. Woche nach dem Trauma stattfinden mit dem Ziel der Stärkung der schultergelenkzentrierenden Muskulatur und insbesondere der dorsalen skapulastabilisierenden Muskelkette. Auch ein spezifisches propriozeptives Training ist sinnvoll, um einen optimalen Erfolg der konservativen Therapie zu gewährleisten. Weiterhin sollte mit dem Patienten besprochen werden, dass eine Return-to-risk-activity weniger von der vergangenen Zeit abhängt, sondern vielmehr vom individuell erreichten Muskelstatus, der Koordination und einem möglicherweise noch bestehenden Instabilitätsgefühl. Grundsätzlich ist dies frühestens nach 6 Monaten der Fall.

Eine mögliche operative Versorgung hängt von unterschiedlichen Faktoren ab. Im Beitrag „Operationsindikation“ wird hierzu eine Orientierungshilfe zur Entscheidungsfindung dargestellt.

Operative Therapie

Der derzeitige Goldstandard in der operativen Behandlung einer klassischen Bankart-Läsion ist die arthroskopische Stabilisierung in Ankertechnik (➢ Abb. 3a + b).

Die Lagerung hierfür sollte nach der Vorliebe des Operateurs entweder in Seitenlage oder in Beach-chair-Lagerung erfolgen, wobei die Optik grundsätzlich im Laufe der Operation nach anterior umgesteckt werden sollte, um eine 360°-Sicht zu ermöglichen. Weiterhin sollte unter arthroskopischer Sicht das Gelenk nochmals auf die Instabilität hin untersucht werden. Der Arm sollte hierbei in unterschiedliche Abduktions- und Außenrotationsgrade gebracht werden, um eine Beurteilung des glenoid tracks [48], d. h. der Position des Glenoids in Relation zum Humeruskopf, bzw. Hill-Sachs-Defekt bei unterschiedlichen Armpositionen zu ermöglichen. Besondere Sorgfalt sollte insbesondere bei einem verzögerten Versorgungszeitpunkt auf die Mobilisation des Kapsel-Labrum-Komplexes verwendet werden. Grundsätzlich sollte die Mobilisation bis zu den Fasern des M. subscapularis und bis mindestens zur 6-Uhr-Position erfolgen. Auch sollte hinsichtlich einer möglichen Mitfixierung des posterioren Anteils des IGHLs entschieden werden.

Hinsichtlich der Anzahl der zu verwendenden Anker zeigt sich eine wissenschaftliche Tendenz zu 3 Ankern, jedoch ist hinsichtlich einer möglichen Rezidivsituation die adäquate OP-Technik bedeutender. Die klassische Positionierung der Anker sollte in den Positionen 5:00, 3:30, 2:30 (rechte Schulter) vorgenommen werden, wobei hier auf eine Ankerlage direkt auf dem Glenoidrand in einem Winkel von 45° zur Glenoidoberfläche zu achten ist. Hinsichtlich des zu verwendenden Ankermaterials sollten überstehende, nichtresorbierbare Materialien (Titan/Metall) vermieden werden um eine Schädigung der Knorpeloberfläche des Humeruskopfes zu vermeiden [6, 47]. Ältere resorbierbare Materialien (PLA) haben in der Vergangenheit jedoch das Problem von Lysesäumen gezeigt bis hin zu konsekutiven Frakturen des vorderen Glenoidrandes [30, 43]. Neue resorbierbare Materialien (Biocryl rapid, Biocomposite), PEEK-Anker oder Soft-Anker werden daher derzeit favorisiert.

Beim Vorliegen einer knöchernen Glenoidrandfraktur sollte diese primär rekonstruiert werden. Verschiedene Techniken können hierbei zur Anwendung kommen (offen, arthroskopisch, Fadenankertechniken, Schrauben). Unterschiedliche Aspekte spielen hierbei eine Rolle. So sind Fadenankertechniken prinzipiell auf die Intaktheit des labralen Rings angewiesen, dagegen Schraubentechniken auf eine gewisse Fragmentgröße. Grundsätzlich ist die verwendete Technik jedoch vorrangig von der Erfahrung des Operateurs abhängig.

Knochenblockverfahren sollten abhängig von der Größe des Defekts bei nicht rekonstruierbaren Glenoidrandfrakturen zum Einsatz kommen.

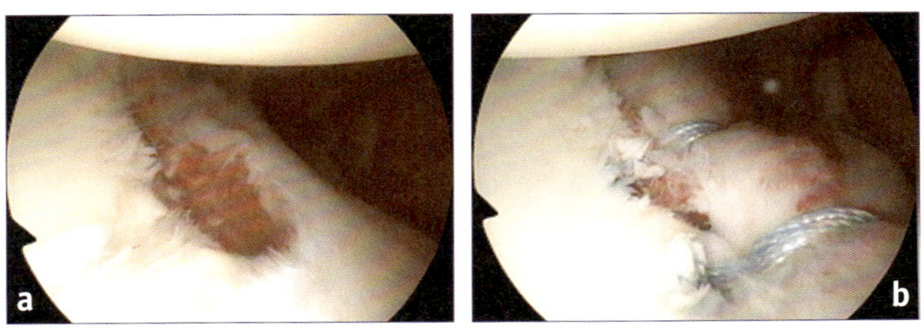

Abb. 3a + b. Bild einer frischen traumatischen Bankart-Läsion und Rekonstruktionsbild.

Mögliche technische Fehler bei der arthroskopischen Versorgung sind die Positionierung der Anker zu weit medial am Glenoidhals, weiterhin die mangelnde Anfrischung des Glenoids und dadurch bedingte ungenügende Einheilung des Labrums, weiterhin die mangelnde Mobilisation des Kapsel-Labrum-Komplexes und dadurch bedingt die unzureichende Reposition, insbesondere bei einem späteren Versorgungszeitpunkt. Aber auch Ankerfehlpositionierung bezüglich des Winkels und ihrer Lage auf dem Glenoidrand, eine mangelnde Adressierung der Kapselpathologie oder die Fixation von Strukturvarianten (sublabral hole) sowie übersehene HAGL-Läsionen können die Ursache für ein nicht zufriedenstellendes postoperatives Ergebnis sein.

Nachbehandlung

Die Nachbehandlung nach arthroskopischer Schultergelenkstabilisierung sieht in der Regel folgendermaßen aus: Der Patient trägt eine Orthese in Innenrotation für 6 Wochen. Um eine Einsteifung zu verhindern, sollte eine physiotherapeutische Behandlung erfolgen. Die Außenrotation ist hierbei für 6 Wochen limitiert, wobei das Ausmaß der Limitierung individuell vom Operateur bestimmt werden sollte. Auch die Flexion und Abduktion sollten für 6 Wochen aktiv assistiert limitiert werden.

Eine Belastung sollte für 6 Wochen vermieden werden, ab der 12. postoperativen Woche beginnt die aktive Belastungssteigerung. Eine sportartspezifische Rehabilitation hinsichtlich der Wiederaufnahme der sportlichen Aktivität sollte unbedingt erfolgen.

Literatur

1. Balg F, Boileau P (2007). The instability severity index score. A simple pre-operative score to select patients for arthroscopic or open shoulder stabilisation. J Bone Joint Surg Br. Nov; 89(11): 1470–1477. doi:10.1302/0301-620X.89B11.18962
2. Bartsch M, Greiner S, Haas NP, Scheibel M (2010). Diagnostic values of clinical tests for subscapularis lesions. Knee Surg Sports Traumatol Arthrosc. Dec; 18(12): 1712–1717. doi:10.1007/s00167-010-1109-1
3. Bernageau J, Patte D, Debeyre J, Ferrane J (1976). Value of the glenoid profil in recurrent luxations of the shoulder. Rev Chir Orthop Reparatrice Appar Mot. 62(2 suppl): 142–147.
4. Bokor DJ, Conboy VB, Olson C (1999). Anterior instability of the glenohumeral joint with humeral avulsion of the glenohumeral ligament. A review of 41 cases. J Bone Joint Surg Br. Jan; 81(1): 93–96.
5. Bottoni CR, Wilckens JH, DeBerardino TM, D'Alleyrand J-CG, Rooney RC, Harpstrite JK, et al. (2002). A prospective, randomized evaluation of arthroscopic stabilization versus nonoperative treatment in patients with acute, traumatic, first-time shoulder dislocations. The American Journal of Sports Medicine. Jul; 30(4): 576–580.
6. Castagna A, Markopoulos N, Conti M, Delle Rose G, Papadakou E, Garofalo R (2010). Arthroscopic bankart suture-anchor repair: radiological and clinical outcome at minimum 10 years of follow-up. The American Journal of Sports Medicine. Oct; 38(10): 2012–2016. doi:10.1177/0363546510372614
7. Chalidis B, Sachinis N, Dimitriou C, Papadopoulos P, Samoladas E, Pournaras J (2007). Has the management of shoulder dislocation changed over time? Int Orthop. Jun; 31(3): 385–389. doi:10.1007/s00264-006-0183-y
8. DeBerardino TM, Arciero RA, Taylor DC, Uhorchak JM (2001). Prospective evaluation of arthroscopic stabilization of acute, initial anterior shoulder dislocations in young athletes. Two-to five-year follow-up. The American Journal of Sports Medicine. Sep; 29(5): 586–592.
9. Di Schino M, Augereau B, Nich C (2012). Does open repair of anterosuperior rotator cuff tear prevent muscular atrophy and fatty infiltration? Clinical Orthopaedics and Related Research. Oct; 470(10): 2776–2784. doi:10.1007/s11999-012-2443-z
10. Edmonds G, Kirkley A, Birmingham TB, Fowler PJ (2003). The effect of early arthroscopic stabilization compared to nonsurgical treatment on proprioception after primary traumatic anterior dislocation of the shoulder. Knee Surg Sports Traumatol Arthrosc. Mar; 11(2): 116–121. doi:10.1007/s00167-003-0346-y
11. Finestone A, Milgrom C, Radeva-Petrova DR, Rath E, Barchilon V, Beyth S, et al. (2009). Bracing in external rotation for traumatic anterior dislocation of the shoulder. J Bone Joint Surg Br. Jul; 91(7): 918–921. doi:10.1302/0301-620X.91B7.22263

12. Hart WJ, Kelly CP (2005). Arthroscopic observation of capsulolabral reduction after shoulder dislocation. YMSE. Mar; 14(2): 134–137. doi:10.1016/j.jse.2004.07.002

13. Hovelius L, Augustini BG, Fredin H, Johansson O, Norlin R, Thorling J (1996). Primary anterior dislocation of the shoulder in young patients. A ten-year prospective study. J Bone Joint Surg Am. Nov; 78(11): 1677–1684.

14. Hovelius L, Olofsson A, Sandström B, Augustini B-G, Krantz L, Fredin H, et al. (2008). Nonoperative treatment of primary anterior shoulder dislocation in patients forty years of age and younger. a prospective twenty-five-year follow-up. The Journal of Bone and Joint Surgery. May; 90(5): 945–952. doi:10.2106/JBJS.G.00070

15. Itoi E, Hatakeyama Y, Kido T, Sato T, Minagawa H, Wakabayashi I, et al. (2003). A new method of immobilization after traumatic anterior dislocation of the shoulder: a preliminary study. Journal of Shoulder and Elbow Surgery. Sep; 12(5): 413–415. doi:10.1016/S1058-2746(03)00171-X

16. Itoi E, Hatakeyama Y, Sato T, Kido T, Minagawa H, Yamamoto N, et al. (2007). Immobilization in external rotation after shoulder dislocation reduces the risk of recurrence. A randomized controlled trial. J Bone Joint Surg Am. Oct; 89(10): 2124–2131. doi:10.2106/JBJS.F.00654

17. Itoi E, Lee S-B, Amrami KK, Wenger DE, An K-N (2003). Quantitative assessment of classic anteroinferior bony Bankart lesions by radiography and computed tomography. The American Journal of Sports Medicine. 31(1): 112–118.

18. Jakobsen BW, Johannsen HV, Suder P, Søjbjerg JO (2007). Primary repair versus conservative treatment of first-time traumatic anterior dislocation of the shoulder: a randomized study with 10-year follow-up. Arthroscopy. Feb; 23(2): 118–123. doi:10.1016/j.arthro.2006.11.004

19. Kerr ZY, Collins CL, Pommering TL, Fields SK, Comstock RD (2011). Dislocation/separation injuries among US high school athletes in 9 selected sports: 2005-2009. Clin J Sport Med. Mar; 21(2): 101–108. doi:10.1097/JSM.0b013e31820bd1b6

20. Kim S-H, Ha K-I, Cho Y-B, Ryu B-D, Oh I (2003). Arthroscopic anterior stabilization of the shoulder: two to six-year follow-up. J Bone Joint Surg Am. Aug; 85-A(8): 1511–1518.

21. Kirkley A, Griffin S, Richards C, Miniaci A, Mohtadi N (1999). Prospective randomized clinical trial comparing the effectiveness of immediate arthroscopic stabilization versus immobilization and rehabilitation in first traumatic anterior dislocations of the shoulder. YJARS. Jul; 15(5): 507–514. doi:10.1053/ar.1999.v15.015050

22. Kirkley A, Werstine R, Ratjek A, Griffin S (2005). Prospective randomized clinical trial comparing the effectiveness of immediate arthroscopic stabilization versus immobilization and rehabilitation in first traumatic anterior dislocations of the shoulder: long-term evaluation. Arthroscopy. Jan; 21(1): 55–63. doi:10.1016/j.arthro.2004.09.018

23. Larrain MV, Botto GJ, Montenegro HJ, Mauas DM (2001). Arthroscopic repair of acute traumatic anterior shoulder dislocation in young athletes. Arthroscopy: The Journal of Arthroscopic & Related Surgery. Apr; 17(4): 373–377. doi:10.1053/jars.2001.23226

24. Law BK-Y, Yung PS-H, Ho EP-Y, Chang JJH-T, Chan K-M (2008). The surgical outcome of immediate arthroscopic Bankart repair for first time anterior shoulder dislocation in young active patients. Knee Surg Sports Traumatol Arthrosc. Feb; 16(2): 188–193. doi:10.1007/s00167-007-0453-2

25. Liavaag S, Brox JI, Pripp AH, Enger M, Soldal LA, Svenningsen S (2011). Immobilization in external rotation after primary shoulder dislocation did not reduce the risk of recurrence: a randomized controlled trial. The Journal of Bone and Joint Surgery. May 18; 93(10): 897–904. doi:10.2106/JBJS.J.00416

26. Longo UG, Huijsmans PE, Maffulli N, Denaro V, de Beer JF (2011). Video analysis of the mechanisms of shoulder dislocation in four elite rugby players. J Orthop Sci. Jul; 16(4): 389–397. doi:10.1007/s00776-011-0087-6

27. Longo UG, Loppini M, Rizzello G, Ciuffreda M, Maffulli N, Denaro V (2014). Management of primary acute anterior shoulder dislocation: systematic review and quantitative synthesis of the literature. Arthroscopy. Apr; 30(4): 506–522. doi:10.1016/j.arthro.2014.01.003

28. Maffulli N, Longo UG, Gougoulias N, Loppini M, Denaro V (2010). Long-term health outcomes of youth sports injuries. British Journal of Sports Medicine. Jan; 44(1): 21–25. doi:10.1136/bjsm.2009.069526

29. Maqdes A, Abarca J, Moraiti C, Boughebri O, Dib C, Leclère FM, et al. (2014). Does preoperative subscapularis fatty muscle infiltration really matter in anterosuperior rotator cuff tears repair outcomes? A prospective multicentric study. Orthop Traumatol Surg Res. Jun 16. doi:10.1016/j.otsr.2014.02.010

30. Müller M, Kääb MJ, Villiger C, Holzach P (2002). Osteolysis after open shoulder stabilization using a new bio-resorbable bone anchor: a prospective, non-randomized clinical trial. Injury. Aug; 33(Suppl 2): B30–6.
31. Owens BD, Agel J, Mountcastle SB, Cameron KL, Nelson BJ (2009). Incidence of glenohumeral instability in collegiate athletics. The American Journal of Sports Medicine. Sep; 37(9): 1750–1754. doi:10.1177/0363546509334591
32. Owens BD, Dawson L, Burks R, Cameron KL (2009). Incidence of shoulder dislocation in the United States military: demographic considerations from a high-risk population. The Journal of Bone and Joint Surgery. Apr; 91(4): 791–796. doi:10.2106/JBJS.H.00514
33. Owens BD, Duffey ML, Nelson BJ, DeBerardino TM, Taylor DC, Mountcastle SB (2007). The incidence and characteristics of shoulder instability at the United States Military Academy. The American Journal of Sports Medicine. Jul; 35(7): 1168–1173. doi:10.1177/0363546506295179
34. Pansard E, Klouche S, Billot N, Rousselin B, Kraus TM, Bauer T, et al. (2013). Reliability and validity assessment of a glenoid bone loss measurement using the Bernageau profile view in chronic anterior shoulder instability. J Shoulder Elbow Surg. Sep; 22(9): 1193–1198. doi:10.1016/j.jse.2012.12.032
35. PhD NYM, PhD HSM, PhD EIM (2010). Conservative treatment of first-time shoulder dislocation with the arm in external rotation. YMSE. Mar 1; 19(Supplement): 98–103. doi:10.1016/j.jse.2009.12.018
36. Porcellini G, Campi F, Pegreffi F, Castagna A, Paladini P (2009). Predisposing factors for recurrent shoulder dislocation after arthroscopic treatment. The Journal of Bone and Joint Surgery. Nov; 91(11): 2537–2542. doi:10.2106/JBJS.H.01126
37. Robinson CM, Howes J, Murdoch H, Will E, Graham C (2006). Functional outcome and risk of recurrent instability after primary traumatic anterior shoulder dislocation in young patients. J Bone Joint Surg Am. Nov; 88(11): 2326–2336. doi:10.2106/JBJS.E.01327
38. Robinson CM, Jenkins PJ, White TO, Ker A, Will E (2008). Primary arthroscopic stabilization for a first-time anterior dislocation of the shoulder. A randomized, double-blind trial. The Journal of Bone and Joint Surgery. Apr; 90(4): 708–721. doi:10.2106/JBJS.G.00679
39. Robinson CM, Kelly M, Wakefield AE (2002). Redislocation of the shoulder during the first six weeks after a primary anterior dislocation: risk factors and results of treatment. J Bone Joint Surg Am. Sep; 84-A(9): 1552–1559.
40. Romeo AA, Cohen BS, Carreira DS (2001). Traumatic anterior shoulder instability. Orthop. Clin. North Am. Jul; 32(3): 399–409.
41. Scheibel M, Kuke A, Nikulka C, Magosch P, Ziesler O, Schroeder RJ (2009). How long should acute anterior dislocations of the shoulder be immobilized in external rotation? The American Journal of Sports Medicine. Jul; 37(7): 1309–1316. doi:10.1177/0363546509331943
42. Slaa te RL, Brand R, Marti RK (2003). A prospective arthroscopic study of acute first-time anterior shoulder dislocation in the young: a five-year follow-up study. YMSE. Nov; 12(6): 529–534. doi:10.1016/S1058274603002180
43. Take Y, Yoneda M, Hayashida K, Nakagawa S, Mizuno N (2008). Enlargement of drill holes after use of a biodegradable suture anchor: quantitative study on consecutive postoperative radiographs. Arthroscopy. Mar; 24(3): 251–257. doi:10.1016/j.arthro.2008.01.007
44. Taşkoparan H, Kılınçoğlu V, Tunay S, Bilgiç S, Yurttaş Y, Kömürcü M (2010). Immobilization of the shoulder in external rotation for prevention of recurrence in acute anterior dislocation. Acta Orthop Traumatol Turc. 44(4): 278–284.
45. Valentin A, Winge S, Engström B (1998). Early arthroscopic treatment of primary traumatic anterior shoulder dislocation. A follow-up study. Scand J Med Sci Sports. Dec; 8(6): 405–410.
46. Wen DY (1999). Current concepts in the treatment of anterior shoulder dislocations. The American Journal of Emergency Medicine. Jul; 17(4): 401–407. doi:10.1016/S0735-6757(99)90097-9
47. Wiedemann E (2013). Differential indications for current endoprosthesis systems of the shoulder. Orthopäde. Jul; 42(7): 483–489. doi:10.1007/s00132-012-2018-4
48. Yamamoto N, Itoi E, Abe H, Minagawa H, Seki N, Shimada Y, et al. (2007). Contact between the glenoid and the humeral head in abduction, external rotation, and horizontal extension: a new concept of glenoid track. J Shoulder Elbow Surg. Sep; 16(5): 649–656. doi:10.1016/j.jse.2006.12.012

Korrespondenzadresse

Priv.-Doz. Dr. med. Stefan Greiner
Sportopadicum Regensburg
Orthopädische Klinik und Poliklinik
93053 Regensburg

Die rezidivierende Schulterinstabilität

Rolf Michael Krifter, Martin Engelhardt, Martin Majewski, Thomas Tischer

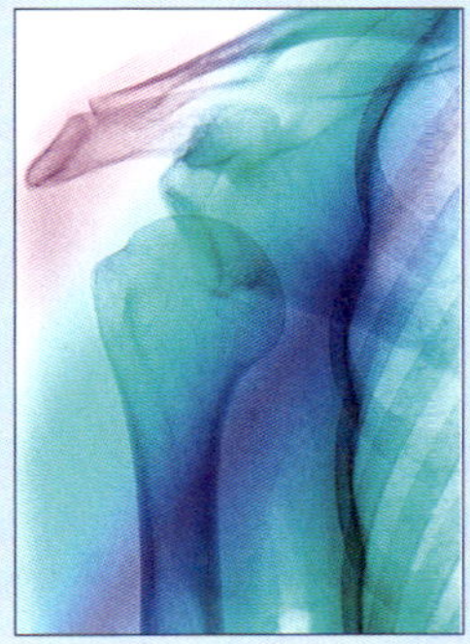

Wiederkehrende Schulterluxationen sind herausfordernde Situationen mit zunehmender Einschränkung für die Patienten. Häufig handelt es sich um Patienten nach vorangegangenen Stabilisationseingriffen. Sie bedürfen einer genauen Fehlschlaganalyse und einer pathologieabhängigen Therapie unter Einbezug der Anforderungen an das Schultergelenk. Der folgende Beitrag beleuchtet die relevanten Gründe und mögliche Therapieoptionen und beschreibt die Operationsmethoden und deren Besonderheiten nach heutigem Wissensstand. So sind arthroskopische Techniken bei weichteiligen Defekten gerechtfertigt, wogegen bei relevanten knöchernen Defekten Aufbautechniken langfristig bessere Ergebnisse bringen. Zielgerichtete Behandlungsstrategien mit Hinweisen auf die häufigsten Verletzungsmuster bilden die Grundlage und sollen eine Indikationshilfe darstellen.

Einleitung

Dieser Artikel beleuchtet den komplexen aber häufigen Bereich der *wiederkehrenden* Luxationen mit zunehmender Einschränkung der Belastungsfähigkeit des Schultergelenkes und meist resultierender sportlicher Einschränkung.

Im Gegensatz zur akuten Dislokation mit dem Hauptziel möglichst rascher Wiederaufnahme der sportlichen Aktivität müssen sich die Patienten mit rezidivierenden Luxationen häufig an die wiederkehrende Problematik der instabilen Schulter anpassen und weisen meist chronische Strukturschäden auf. Aus wiederkehrenden Luxationen, die den Sport und den Alltag deutlich beeinträchtigen und zunehmend die Arthroserate erhöhen, resultiert häufig die Indikation zu einem operativen Verfahren, das – je nach Strukturschädigung – in unterschiedlicher Form erfolgen kann.

Geschichte

Bereits 1906 beschrieb PERTHES die anatomischen Veränderungen bei chronischen Luxationen des Schultergelenkes:

„In allen Fällen findet sich der vordere Rand der Pfanne glatt, abgerundet und frei von jeglichen anhaftenden Bändern – ein stumpfes Instrument kann ohne Wiederstand einwärts über den blanken Knochen bis an den Skapulahals gleiten …“

BANKART beschrieb schon 1939 die operativen Therapieprinzipien:

„Die einzig vernünftige Therapie ist die Kapsel wieder an die Pfanne und deren Rand anzunähen von wo sie abgerissen ward …“

1861 beschrieb FOWLER erstmalig die knöchernen Veränderungen am Humerus, wie später von Hill und Sachs genauer ausgeführt: *„Where the head of the humerus rests upon the edge of the glenoid fossa absorption occurs, and a groove is evacuated, usually between the articular head and the greater tuberosity.“*

Begriffsdefinition

Der Begriff *chronische Luxation* beschreibt primär eine Situation einer Luxationsstellung eines Schultergelenkes über 24 Stunden (im Gegensatz zu akuten Ereignissen).

Rezidivierend definiert die Anzahl der Luxationen von mehr als 3× (Wasserstein AJSM 2013) in der Einteilung nach der Frequenz; unabhängig von der bevorzugten Luxationsrichtung und der Ätiologie.

Untersuchung

Rezidivierende Luxationen nach primär traumatischer Erstluxation führen zu zunehmenden strukturellen Schäden am Labrum-Kapsel-Ligament-Komplex, Gelenkknorpel und Knochen. Oftmals sind die Patienten bereits voroperiert. Um Fehlschläge nach einer Stabilisierungsoperation zu minimieren, ist eine genaue Ursachenanalyse und konsequente Adressierung aller instabilitätsauslösenden Ursachen notwendig. Dies ist häufig nur in spezialisierten Zentren möglich [9, 35, 37, 39].

Anamnese

Durch eine **genaue Anamnese** müssen folgende Punkte erhoben werden:

- vorangegangene Luxationen und deren Ursache (Major-/Minortrauma?)
- Reposition spontan, durch Arzt oder in Narkose
- Vorbehandlungen, eventuelle Voroperationen
- Bindegewebserkrankungen (Hypermobilität?)
- Anspruch, Alter, Händigkeit und Compliance des Patienten

Klinische Untersuchung

Die klinische Untersuchung wird in einem gesonderten Kapitel beschrieben. Im Rahmen der rezidivierenden Luxation ist besonders auf Zeichen einer begleitenden Hyperlaxität (Beighton-Score), das Ausmaß der Instabilität sowie Richtung der Instabilität zu achten.

Bildgebung

Die primäre bildgebende Abklärung erfolgt mit klassischem Röntgen in 3 Ebenen (true a.p., axial, y-view). Bevorzugt ist jedoch zur genaueren Darstellung der knöchernen Strukturen eine Schnittbildgebung durch CT oder MRT (ggf. Arthro MRT), (J Markenstein J, Willems J) da insbesondere ein Flächenverlust des Glenoids mit einer sehr hohen Rezidivrate einher geht [18, 22, 23, 47, 49]. Es sei hierzu ebenfalls auf das Kapitel „Bildgebung“ verwiesen.

> ■ **Merke:**
> Relevant zur entsprechenden Therapieentscheidung ist die Beurteilung der strukturellen Schäden an den Weichteilen und am Knochen!

Durch die Arthroskopie kann schließlich die eindeutige **intraartikuläre Beurteilung** der Gewebsschäden an Kapsel, Labrum, Knorpel und Knochen mit dem Vorteil der **dynamischen Untersuchung** unter Sicht im Rahmen des therapeutischen Eingriffes erfolgen.

Ursachenanalyse

Im Gegensatz zu Erst-Luxationen, bei denen nicht zwangsläufig ein chronischer struktureller Schaden an Labrum, Kapsel oder Glenoidrand auffindbar sein muss, finden sich bei rezidivierenden Luxationen sehr häufig gröbere Strukturschäden (Bankart-Läsion, Bankart-Fraktur, Hill-Sachs-Läsion, ALPSA-Lasion) [7, 12, 13, 17, 23, 26, 28].

> Eine Abklärung muss daher zumindest die Pathologien von *knöchernen Defekten* an Glenoid und Humeruskopf und *Läsionen der Weichteile* an Labrum, Kapselbändern und den *dynamischen Stabilisatoren*, der Muskulatur der Rotatorenmanschette und deren Innervation beinhalten! [53]

Weichteilverletzungen

Am häufigsten sind typische *Abscherverletzungen* des Labrum-Komplexes mit oder ohne knöcherne Beteiligung des anterio-inferioren Glenoidrandes in unterschiedlichen Ausmaßen zu finden (Bankart-Läsion, Perthes-Läsion, ALPSA-Läsion, Kapselläsion (HAGL), Knorpelläsion (GLAD) [23, 28].

Bei mehrfachen Rezidivluxationen ist grundsätzlich immer von einem **defizienten Kapsel-Labrum-Komplex** auszugehen, der je nach

Pathologie adressiert werden kann [26]. Die Quantifizierung erfolgt im Genauen intraoperativ und bedarf der eingehenden Beurteilung und hohen Erfahrung des Operateurs und ermöglicht die operative Behandlung in derselben Operation [50].

Aufgrund der wiederkehrenden Überlastung der Weichteile ist auch meist eine mindere Weichteilqualität vorzufinden. Histologisch finden sich elongierte Fasern und gestörte Mikrostrukturen und/oder Vernarbungen insbesondere im inferioren glenohumeralen Bandbereich (IGHL). Auch findet man humeralseitige Ablösungen (HAGL-Läsion) in bis zu 9% [5, 21].

Knöcherne Läsionen

Nach diversen Untersuchungen zeigen sich bei rezidivierenden Luxationen bis zu 50% knöcherne Läsionen des Pfannenrandes von 5–20% der Glenoidfläche und bis zu 100% Zeichen knöcherner Impressionsverletzungen am Humerus [6, 13].

Die Größe des knöchernen **Glenoid**-Defektes spielt eine essentielle Rolle. Ab 20% Flächenverlust des vorderen Glenoidbereiches liegt eine relevante biomechanische Instabilität durch den Konkavitätsverlust vor! Burkhart und De Beer bezeichneten den Verlust der Glenoid-Kontur als „inverted pear“ Form und konnten eine Häufigkeit von 67% Knochenveränderung bei Rezidivinstabilitäten in der Fehlschlaganalyse zeigen [11].

Am **Humerus** ist die Rolle der Hill-Sachs-Impression von Bedeutung. Die Eindellung des dorsalen Humeruskopfes kann in unterschiedlichen Ausprägungen vorliegen. Mehrere Klassifikationen geben Ausdehnung, Tiefe und Knorpelbeteiligung an. Therapeutisch relevant ist nach Arbeiten von Yamamoto und Itoi weniger die Tiefe als die Ausprägung und Position. Im Falle von Kontakt der Läsion mit der ventralen Glenoidkante bei Außenrotation kommt es zum Einhaken („engaging Hill-Sachs lesion“) am vorderen Glenoidrand und zu Rezidivluxationen. Während der diagnostischen Arthroskopie sollte man den sog. „glenoid track“ als Kontaktbereich von Humerus und Glenoidrand in Abduktions-Außenrotations-Stellung (ABER-Position) beurteilen [59].
(siehe auch Kapitel **Bildgebung**)
In diesen Fällen wird nebst der ventralen Labrumrefixation eine zusätzliche Stabilisierung der dorsalen Kapselstrukturen (dorsal Remplissage) oder ein knöchernes Therapieregime bei ungenügender Weichteilqualität empfohlen, da die alleinigen Weichteilrekonstruktionen keine langfristig guten Ergebnisse zeigen [61]. Weitere Behandlungsmöglichkeiten stellen ein Aufstößeln der Delle, ein Einpflanzen von OATS-Zylindern oder teilendoprothetische Implantationen dar.

Verlust **weichteiliger** Strukturen (Defizienz des Kapsel-Labrum-Komplexes):

- Bankart-Läsion
- Perthes-Läsion
- Kapsel-Läsion (ALPSA)
- Humerale Kapselläsion (HAGL)
- Knorpel-Läsion (GLAD)
  - ➢ Beurteilung im Arthro-MRT und arthroskopisch

Verlust **knöcherner** Strukturen:

- Glenoidrandfraktur
- Hill-Sachs-Läsion
  - Bildgebung im 3D-CT
  - Beurteilung „engaging Hill-Sachs“ intraoperativ
  - Beurteilung des sog. glenoid track arthroskopisch

Begrifflich werden je nach Position des Armes bei auftretender Instabilität noch die sog. *midrange-instability* (bei Glenoiddefekt) von der *endrange-instability* (bei einhakender Hill-Sachs-Delle) unterschieden.

Wichtige einzubeziehende relevante **patientenbezogene Faktoren zur Therapieentscheidung** sind:

- das Alter
- die Händigkeit
- der Anspruch (Überkopfsport, Schlägersportart, Kontaktsportart oder Kampfsport)
- eventuelle Vorerkrankungen oder Systemerkrankungen (Bindegewebsschwäche)

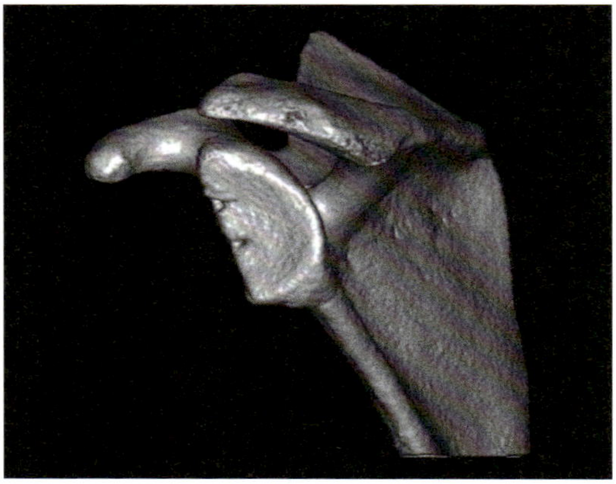

Abb. 1. 3D-CT Rekonstruktionsbild einer Skapula mit anteriorem Pfannenranddefekt und Residuen vorangegangener Bankart-Op (Knochenanker im vorderen Glenoidrand) (Typ IIIb nach Scheibel).

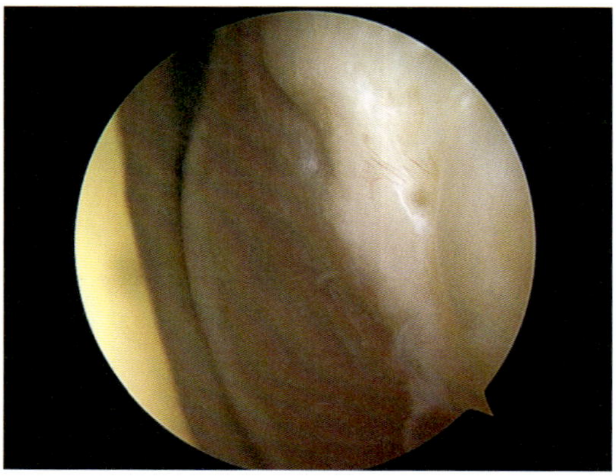

Abb. 2. Arthroskopische Darstellung einer großen Hill-Sachs-Läsion des Humerus von dorsal (kurz vor dem Einhaken am vorderen Glenoidrand bei maximaler Abduktions-Außenrotationsprüfung (endrange-instability).

Durch Balg und Boileau wurde ein Bemessungssystem (ISIS instability severity index score) erarbeitet, das o.g. Informationen in einem Punktesystem zusammenfasst. Es kann bei der Entscheidungsfindung der Grenze zwischen weichteiliger Rekonstruktion und knöcherner Augmentation behilflich sein [4].

Die Auslegung soll jedoch nicht als klare Richtlinie gewertet werden, sondern muss die Pathologie, den Anspruch, Abwägung von Nutzen und Risiko und das chirurgische Können von Operationstechniken beinhalten!

Therapeutische Möglichkeiten und OP- Techniken

Prinzipiell sind

1. weichteilige Rekonstruktionen,
2. Knochenaufbautechniken und
3. Kombinationstechniken (Latarjet/Bristow) zu unterscheiden.

1. Anatomische Kapsel-Labrum-Rekonstruktion

Bei ausreichender Gewebsqualität und erhaltener Glenoidfläche wird der rekonstruktive Eingriff mittels Refixation der abgerissenen/abgescherten ventralen Kapsel-Labrum-Gewebe an den vorderen Glenoidrand empfohlen. Dies wird heute großteils in arthroskopischer Form durchgeführt. Siehe hierzu auch Kapitel „Traumatische vordere Instabilität".

Im Rahmen von rezidiverenden Schulterluxationen mit entsprechend defizitärem Kapsel-Band-Komplex ist aber auf eine besonders sorgfältige Durchführung des Kapselshiftes zu achten, der bei primär traumatischen Luxationen meist weniger ausgeprägt notwendig ist.

In Langzeituntersuchungen früherer Techniken zeigten sich Reluxationsraten von bis zu 35 % [28, 30, 54], insbesondere aber bei sog. Risikopatienten und Revisionsoperationen und bei schlechten Gewebevoraussetzungen.

Als **arthroskopische Zusatzverfahren** stehen additiv zur Erhöhung der Stabilität die *dorsale Remplissage und evtl. ein Intervallverschluss* zur Verfügung.

In der von E. Wolf publizierten Technik wird im Rahmen der Arthroskopie nach Anfrischen ein Schraubanker in die Hill-Sachs-Läsion gesetzt und der dorsale Kapsel- und Infraspinatusansatz mit 2 U-Nähten in die Läsion genäht. Dadurch wird eine weichteilige Stabilitätsverbesserung dorsal und die Vermeidung des Einhakens ventral erreicht.

Die Indikation zur Remplissage stellt sich in Fällen schlechter Gewebequalität der ventralen Kapsel-Labrum-Strukturen *ohne* glenoidalen Knochenverlust und bei Vorliegen einer großen oder einhakenden „engaging" Hill-Sachs-Delle [8, 20, 24].

Tab. 1. Ursachenanalyse und therapeutische Möglichkeiten.

Versagensursachen Traumatische Reluxation	**Prophylaxe** Bei erhöhtem Risiko (z. B. Kontaktsport) evtl. knöcherne Augmentation
Inadäquate Behandlung von Begleitläsionen	Genaue prä- und intraoperative Diagnostik
■ Knöcherner Glenoiddefekt	■ Knöcherner Pfannenrandaufbau
■ („engaging") Hill-Sachs-Defekt	■ Evtl. dorsale Remplissage
■ Hyperlaxität	■ Kapselraffung
■ HAGL („humeral avulsion of glenohumeral ligaments")	■ HAGL repair
■ SLAP („superior labrum anterior posterior")	■ SLAP repair oder Tenotomie/Tenodese der langen Bizepssehne
■ Verminderte Retroversion des Humeruskopfes	■ Evtl. Derotationsosteotomie
■ Übermäßige Retroversion der Glenoidfläche	■ Evtl. posteriore Spanplastik
■ Begleitende Rotatorenmanschettendefekte	■ RM-repair
Technische Fehler	
Medialisierung des Kapsel-Labrum-Komplexes	Anker 1–2 mm in die Gelenkfläche setzen
Ungenügende Kapselraffung	Ausmaß abhängig von der Kapsellaxität durch Schulterbewegungen unter arthroskopischer Sicht bestimmen
Arthroskopische Stabilisierung bei aufgebrauchtem Kapsel-Labrum-Komplex	Aufklärung des Patienten über alternative Verfahren und intraoperativer Verfahrenswechsel
Ungenügende Anzahl an Ankern	Verwendung von 3 und mehr Ankern/Fixationspunkten
Inkorrekte Platzierung der Anker im Verhältnis zur Instabilitätsrichtung	Optimale Portalausrichtung, ggf. 5:30-Uhr-Portal
Nachbehandlung Zu rasche Steigerung des Bewegungsausmaßes (insuffiziente Einheilung)	Striktes Einhalten der Nachbehandlung nach individueller Vorgabe des Operateurs
fehlende Compliance	

Tab. 2. ISIS-Score (Balg und Boileau 2007): Maximale Punktzahl – 10.

Prognosefaktor		**Punkte**
Anamnese		
Alter bei der Operation	$\leq$20 Jahre	
	$>$20 Jahre	2
Sportliche Aktivität vor der Operation	Wettkampf	2
	Freizeitsport / kein Sport	0
Sportart	Kontaktsport oder forcierte Abduktion/Außenrotation	1
	Andere	0
Klinische Untersuchung		
Schulterhyperlaxität	Hyperlaxität	1
	Normale Laxität	0
a. p. Röntgenaufnahme		
Hill-Sachs-Läsion	in Außenrotation sichtbar	2
	Nicht sichtbar in Außenrotation	0
Substanzverlust des Glenoids	Konturverlust	2
	keine Läsion	0

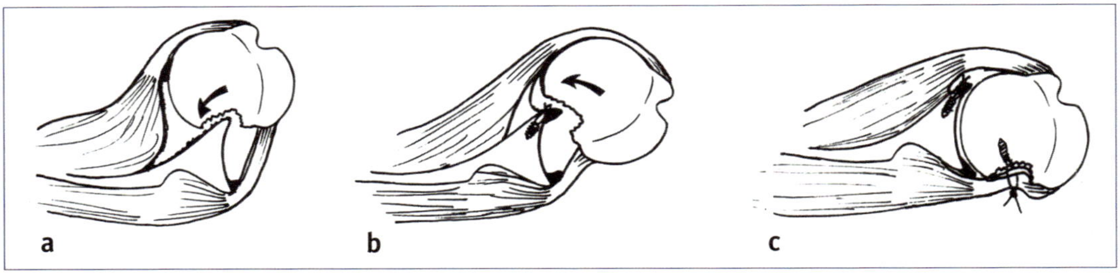

Abb. 3. Schematische Darstellung dorsaler Remplissage und ventraler Bankart-repair.

Neben der verbesserten strukturellen Stabilität spielt voraussichtlich bei diesen Techniken auch die Rekonstruktion der Propriozeption im Rahmen der Kapsulodese eine deutliche Rolle. Alle publizierten Ergebnisse zeigen einen positiven Effekt auf die Stabilitätsverbesserung bei Einheilung mit Berichten von teilweiser Außenrotationseinschränkung [15, 20, 24].

Komplikationen

Neben Rezidivluxationen oder anhaltenden Subluxationen sind jedenfalls Überkorrekturen und zu straffe Refixationen zu erwähnen, da neben dem Funktionsdefizit eine einseitige Kapselverkürzung zu gestörter Biomechanik, posteriorer Translation des Humeruskopfes und vermehrter Knorpelbelastung mit frühzeitiger Ausbildung einer Arthrose führen kann [54].

> ■ **Merke:**
> Alleiniges Augenmerk auf die Reluxationsrate ist unzureichend: Die funktionelle Wiederherstellung einer weitgehend uneingeschränkten Beweglichkeit, die Rückkehr zum Sport und die Vermeidung einer frühzeitigen Arthrose müssen im Vordergrund stehen.

2. Knöcherne Augmentationsplastiken

Im Falle von knöchernen Defekten an Glenoid und Humerus sind diverse Techniken unter Verwendung von Allografts oder Autografts (meist Beckenkamm, Tibia, Coracoidspitze) bekannt wobei der Aufbau der Fläche des Glenoids im Vordergrund steht. Bei Derotationsosteotomien (Weber) und humeral defektauffüllenden Plastiken handelt es sich um äußerst seltene Sonderindikationen [56, 60].

Ein Aufbau von knöchernen Pfannenranddefekten kann durch verschiedene Techniken erfolgen.

Zu unterscheiden sind rein **glenoidale Augmentationsplastiken** (in verschraubter oder eingefalzter Technik) von **Coracoid-Transfer-Techniken** nach Latarjet/Bristow [46, 7, 1].

Die Augmentationen des Glenoidrandes vergrößern die Gelenkfläche der Pfanne, wogegen die Techniken nach Latarjet/Bristow zusätzlich einen funktionellen Schlingeneffekt durch die sich anspannende kurze Bizepssehne bei Abduktion – Außenrotation einbringen [1, 7, 29, 60].

Allen Techniken gemein ist die langfristige Anpassung des Ersatzknochens in Form einer Resorption von überschüssigem Knochen im Langzeitverlauf, das sogenannte „Remodelling" (➢ Abb. 4a–c). Im mehrjährigen Verlauf bleibt nur belasteter Knochen erhalten; dadurch können Fixationsschrauben evtl. einen Überstand entwickeln und zu Komplikationen führen [1, 3, 45].

Darstellungen unterschiedlicher knöcherner Augmentationsplastiken:

- Beckenkammspan verschraubt (hier arthroskopisch)
- J-Span nach Resch
- Coracoid-Transfer nach Latarjet

Alle Techniken sind an hochspezialisierten Zentren heute auch in arthroskopischer Form möglich. Dies setzt aber eine lange Lernkurve und einen erfahrenen und versierten Schulter-Chirurgen voraus um die arthroskopischen Vorteile zu nutzen ohne ein erhöhtes Komplikationsrisiko einzugehen [29].

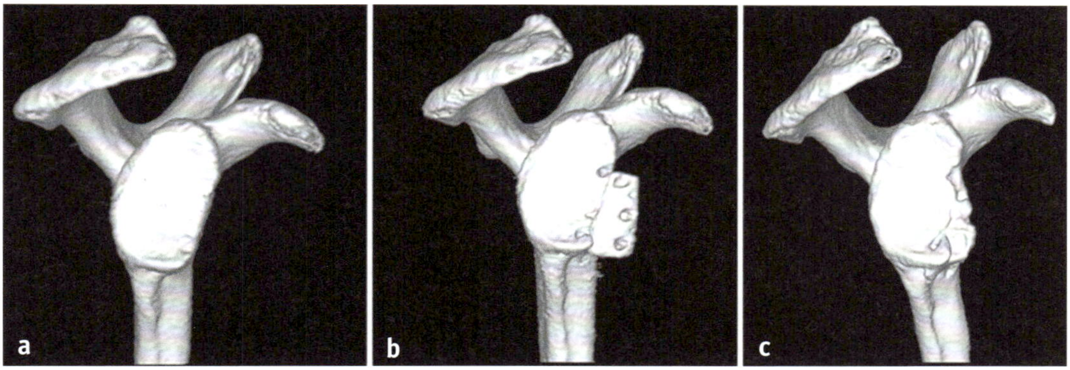

Abb. 4. Typisches „Remodelling" nach Knochenspan- Aufbau [M. Scheibel, N. Kraus (2011): Arthroskopische Pfannenrandrekonstruktion mit autologer Spanplastik; „Orthopäde" (mit freundlicher Genehmigung des Springer Verlags)].

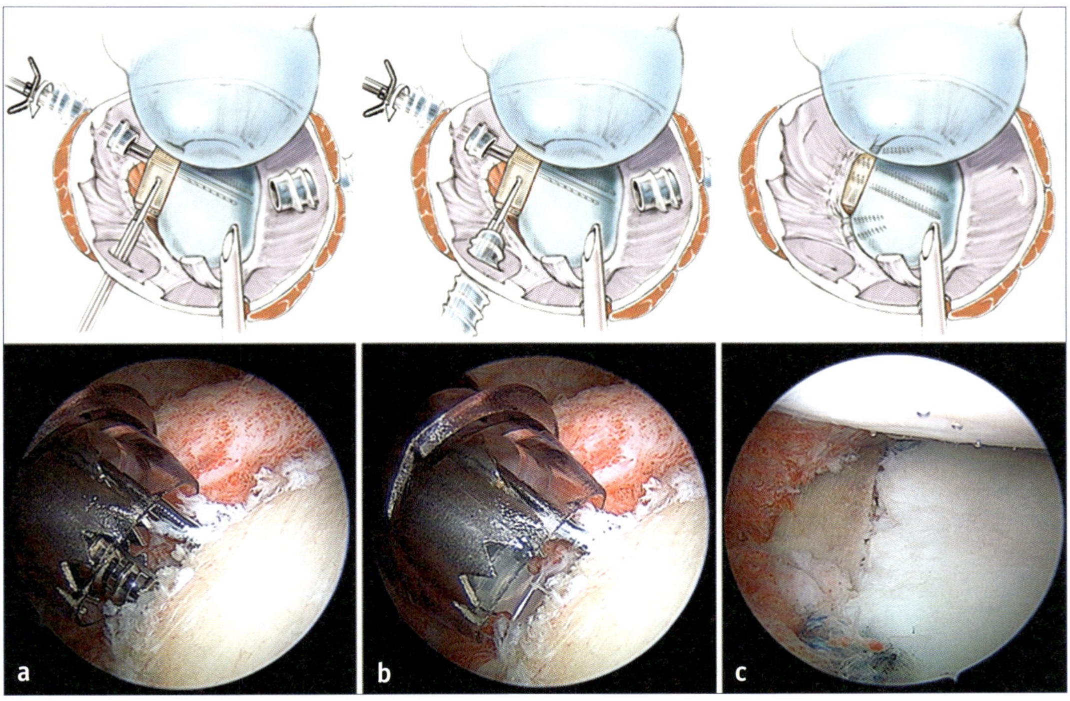

Abb. 5. Arthroskopische Beckenkammspanplastik nach Scheibel [M. Scheibel, N. Kraus (2011), Arthroskopische Pfannenrandrekonstruktion mit autologer Spanplastik; „Orthopäde" 40: 52–60 (mit freundlicher Genehmigung des Springer Verlags)].

Die zu erwartenden Ergebnisse hängen stark von den Voraussetzungen ab. In Langzeituntersuchungen von Lädermann [28a] zeigen bis zu 85 % die Wiederaufnahme von Sport auf hohem Niveau. Besonders die Technik nach Latarjet zeigt hohe Werte an Zufriedenheit (78 % sehr zufrieden, 18 % zufrieden) bei geringer Reluxationsrate von nur 1,7 % und nur 3 % Restbeschwerden [29, 62].

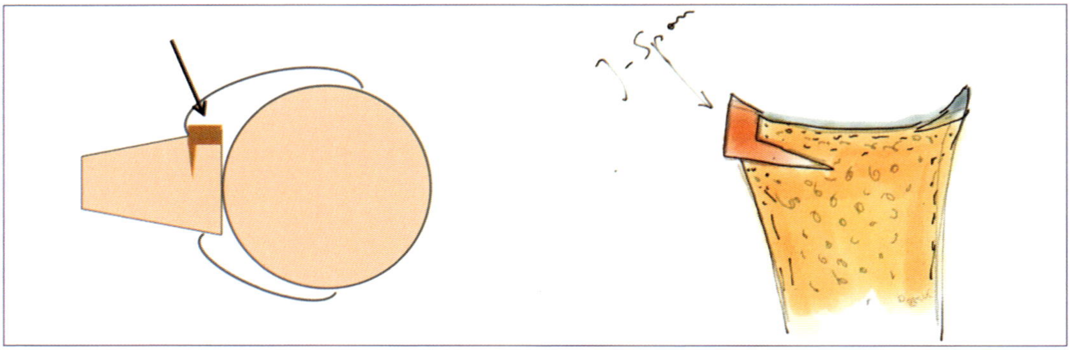

Abb. 6. Schematische Darstellung einer J-Span-Plastik nach Resch.

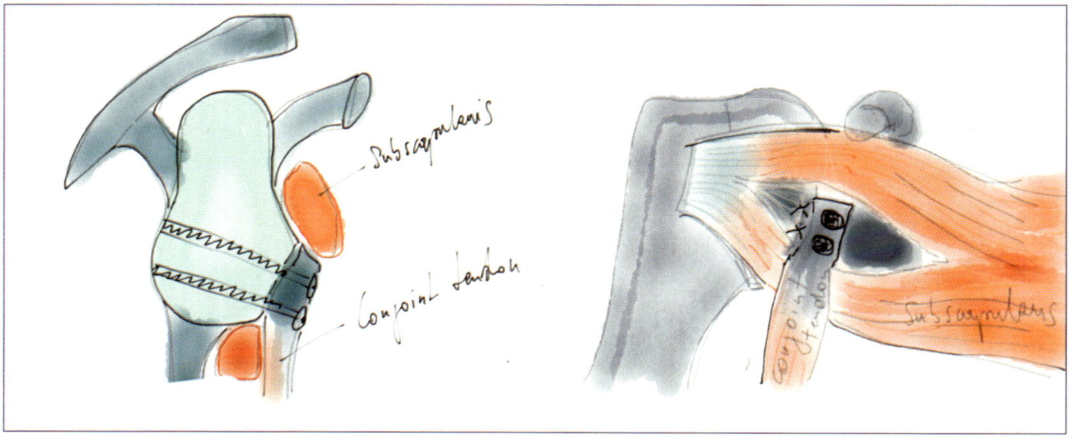

Abb. 7. Schematische Darstellung eines Coracoid-Transfers nach Latarjet.

Das Auftreten einer Instabilitätsarthropathie von bis zu 30 % wird besonders bei langem Intervall zwischen Erstluxation und operativer Stabilisierung und höherem Alter beobachtet. Geschlecht, Händigkeit und Sportarten hatten keinen statisch relevanten Einfluss. Diese Erkenntnisse führen zur Empfehlung einen Stabilisierungseingriff früh anzusetzen.

Komplikationen

Neben allgemeinen Operationsrisiken und seltenen oder transienten Nervenschäden stehen vor allem Probleme der Knochengrafts im Vordergrund. Fehlheilungen, Resorption, Migration und Schraubenbrüche werden in bis zu 7 % der Fälle beschrieben. Insbesondere eine zu laterale Positionierung des Knochengrafts kann frühe Arthrosen verursachen, wogegen eine zu mediale Positionierung zu einer erhöhten Subluxationsrate führt. In größeren Serien zeigt sich, dass nach Durchlaufen der „Lernkurve" die Komplikationsrate in Bezug auf Frakturen, Migration, Schraubenkomplikationen und Fehlpositionierung auf 2–3 % zu senken ist [25].

Die Latarjet-Operation stellt ein nicht anatomisches Vorgehen dar, welches mit einer Veränderung der Biomechanik und der Anatomie verbunden ist.

Instabilitätsarthropathie und Latarjet

Eine chronische Instabilität ohne Behandlung zeigt im Langzeitverlauf eine höhere Rate vorzeitiger Arthroseentwicklung (bis zu 37 %) im Gegensatz zu stabilisierten Schultergelenken (12 % mittlere bis schwere Arthrose) [25], sodass das Risiko eines Eingriffes dem Vorteil gegenüberzustellen ist.

Die Reluxationsrate in Langzeituntersuchungen von 15–20 Jahren ist mit etwa 5 % vorrangig bei neuerlichen Traumata und/oder außergewöhnlichen Schulterbelastungen (Kontaktsport/Kampfsport/Unfälle/Epilepsie/...) zu verzeichnen.

Eventuelle Revisionen bei Schraubenbruch, Verlust oder Bruch des Grafts oder traumatischen Veränderungen sind mittels Knochenblockanlagerungen möglich, wobei wiederum eine genaue Fehlschlaganalyse durchzuführen ist [29, 35].

Im Falle von zunehmender Arthrose ist trotz veränderter Anatomie schlussendlich ein endoprothetischer Ersatz möglich. Die Häufigkeit vorzeitiger Arthrose zeigt sich insbesondere bei zu straffen ventralen Fixationen, die nebst verminderter Bewegungsfähigkeit zu einer gestörten Biomechanik und posterioren Translation des Humeruskopfes führen [34, 43, 54].

Folgende **Konsequenzen** lassen sich ableiten:

- **je nach Pathologie ist ein adäquates Vorgehen** zu wählen und die Bedürfnisse und Anforderungen des Sportlers sind zu berücksichtigen.
- Relevant für die Therapieempfehlung von Sportlern sind ein möglichst hoher Funktionserhalt bei Verhinderung von Folgeluxationen und eine frühe postoperative Remobilisation.
- Da lange bestehende Instabilitäten eine sportliche Einschränkung und auch langfristig eine erhöhte Arthroseprävalenz zeigen, geht der Trend zu frühzeitiger operativer Versorgung.
- Bei Kombinationspathologien ist die Erfahrung des Operateurs erforderlich, denn unterschiedliche Pathologien erfordern das Beherrschen unterschiedlicher Operationsverfahren.
- Aus heutiger Sicht liegt bezüglich der Art des Knochenblockverfahrens noch keine eindeutige Evidenz zur Überlegenheit einer einzelnen Technik vor. Die Operationsart ist adäquat der Pathologie zu wählen.
- Je nach strukturellem Defekt, Belastungsniveau und Alter des Patienten sind präzise Stabilisationstechniken heute meist in arthroskopischer Form möglich.
- Die endgültige Beurteilung der Gewebsqualität und Läsionen an Labrum und Kapsel erfolgt intraoperativ.
- Bei Kontaktsportlern mit Strukturdefiziten sind eher knöcherne Augmentationsplastiken anzuraten.

Schlussfolgerungen

- Genaue Ursachenanalyse
- Individualisierte Indikationsstellung (Anspruch, Alter, anatomische Voraussetzungen).
- Ältere Operationstechniken lassen sich mit modernen Techniken und den verbesserten Materialien und Instrumenten nicht 1:1 vergleichen.
- Bei intaktem Glenoid werden primär arthroskopische Weichteil-Rekonstruktionen empfohlen.
- Bei minderer Weichteilqualität und grenzwertigem Einhaken einer Hill-Sachs-Läsion ohne wesentliche Knochendefekte kann eine dorsale Remplissage als Zusatzeingriff hilfreich sein.
- Bei Glenoid-Defekten >25 % ist eine Form von knöcherner Augmentation zu empfehlen.
- Unter Abwägung von Risiko und Nutzen ist immer eine individuelle Entscheidung je nach Patientenanspruch zu treffen.

Literatur

1. Allain J, Goutallier D, Glorion C (1998). Long-term results of the Latarjet procedure for the treatment of anterior instability of the shoulder. J Bone Joint Surg Am 80: 841–852.
2. Antonio GE, Griffith JF, Yu AB, Yung PS, Chan KM, Ahuja AT (2007). First-time shoulder dislocation: high prevalence of labral injury and age-

related differences revealed by MR arthrography. J Magn Reson Imaging 26: 983–991.

3. Auffarth A, Schauer J, Matis N, Kofler B, Hitzl W, Resch H (2008). The J-bone graft for anatomical glenoid reconstruction in recurrent posttraumatic anterior shoulder dislocation. Am JSports Med 36: 638–647.
4. Balg F, Boileau P (2007). The instability severity index score. A simple pre-operative score to select patients for arthroscopic or open shoulder stabilisation. J Bone Joint Surg Br 89: 1470–1477.
5. Bhatia DN, Dasgupta B (2012). Surgical treatment of significant glenoid bone defects and associated humeral avulsions of glenohumeral ligament (HAGL) lesions in anterior shoulder instability. Knee Surg Sports Traumatol Arthrosc.
6. Bigliani LU, Newton PM, Steinmann SP, Connor PM, McLlveen SJ (1998). Glenoid rim lesions associated with recurrent anterior dislocation of the shoulder. Am J Sports Med 26: 41–45.
7. Boileau P, Bicknell RT, El Fegoun AB, Chuinard C (2007). Arthroscopic Bristow procedure for anterior instability in shoulders with a stretched or deficient capsule: the "belt-and-suspenders" operative technique and preliminary results. Arthroscopy 23: 593–601.
8. Boileau P, O'Shea K, Vargas P, Pinedo M, Old J, Zumstein M (2012). Anatomical and functional results after arthroscopic Hill–Sachs remplissage. J Bone Joint Surg Am 94: 618–626.
9. Bollier MJ, Arciero R (2010). Management of glenoid and humeral bone loss. Sports Med Arthrosc 18: 140–148.
10. Burkhart SS, De Beer JF (2000). Traumatic glenohumeral bone defects and their relationship to failure of arthroscopic Bankart repairs: significance of the inverted-pear glenoid and the humeral engaging Hill–Sachs lesion. Arthroscopy 16: 677–694.
11. Burkhart SS, De Beer JF, Barth JR, Cresswell T, Roberts C, Richards DP (2007). Results of modified Latarjet reconstruction in patients with anteroinferior instability and significant bone loss. Arthroscopy 23: 1033–1041.
12. Burkhart SS, De Beer JF, Tehrany AM, Parten PM (2002). Quantifying glenoid bone loss arthroscopically in shoulder instability. Arthroscopy 18: 488–491.
13. Calandra JJ, Baker CL, Uribe J (1989). The incidence of Hill– Sachs lesions in initial anterior shoulder dislocations. Arthroscopy 5: 254–257.
14. Chen AL, Hunt SA, Hawkins RJ, Zuckerman JD (2005). Management of bone loss associated with recurrent anterior glenohumeral instability. Am J Sports Med 33: 912–925.
15. Deutsch AA, Kroll DG (2008). Decreased range of motion following arthroscopic remplissage. Orthopedics 31: 492.
16. Di Paola MJ, Jazrawi LM, Rokito AS, Kwon YW, Patel L, Pahk B, Zuckerman JD (2010). Management of humeral and glenoid bone loss associated with glenohumeral instability. Bull NYU Hosp Jt Dis 68: 245–250.
17. Edelson JG (1996). Bony changes of the glenoid as a consequence of shoulder instability. J Shoulder Elbow Surg 5: 293–298.
18. Edwards TB, Boulahia A, Walch G (2003). Radiographic analysis of bone defects in chronic anterior shoulder instability. Arthroscopy 19: 732–739.
19. Franceschi F, Longo UG, Ruzzini L, Rizzello G, Maffulli N, Denaro V (2008). Arthroscopic salvage of failed arthroscopic Bankart repair: a prospective study with a minimum follow-up of 4 years. Am J Sports Med 36: 1330–1336.
20. Franceschi F, Papalia R, Rizzello G, Franceschetti E, Del Buono A, Panasci M, Maffulli N, Denaro V (2012.) Remplissage repair new frontiers in the prevention of recurrent shoulder instability: a 2-year follow-up comparative study. Am J Sports Med 40: 2462–2469.
21. Gerber C, Nyffeler RW (2002). Classification of glenohumeral joint instability. Clin Orthop Relat Res 400: 65–76.
22. Griffith JF, Antonio GE, Tong CW, Ming CK (2003). Anterior shoulder dislocation: quantification of glenoid bone loss with CT. AJR Am J Roentgenol 180: 1423–1430.
23. Griffith JF, Antonio GE, Yung PS, Wong EM, Yu AB, Ahuja AT, Chan KM (2008). Prevalence, pattern, and spectrum of glenoid bone loss in anterior shoulder dislocation: CT analysis of 218 patients. AJR Am J Roentgenol 190: 1247–1254.
24. Haviv B, Mayo L, Biggs D (2011). Outcomes of arthroscopic "remplissage": capsulotenodesis of the engaging large Hill-Sachs lesion. J Orthop Surg Res 6: 29.
25. Hovelius L, Sandstrom B, Olofsson A, Svensson O, Rahme H (2011). The effect of capsular repair, bone block healing, and position on the results of the Bristow-Latarjet procedure (study III): long-term follow-up in 319 shoulders. J Shoulder Elbow Surg 21: 647–660.
26. Itoi E, Lee SB, Berglund LJ, Berge LL, An KN (2000). The effect of a glenoid defect on anteroinferior stability of the shoulder after Bankart repair: a cadaveric study. J Bone Joint Surg Am 82: 35–46.

27. Kaar SG, Fening SD, Jones MH, Colbrunn RW, Miniaci A (2010). Effect of humeral head defect size on glenohumeral stability: a cadaveric study of simulated Hill–Sachs defects. Am J Sports Med 38: 594–599.

28. Kim DS, Yoon YS, Yi CH (2010). Prevalence comparison of accompanying lesions between primary and recurrent anterior dislocation in the shoulder. Am J Sports Med 38: 2071–2076.

28a. Lädermann et al. (2013). Risk factors of dislocational arthropathy after Latarjet procedure; a long term study; Int, Orth.

29. Lafosse L, Boyle S, Gutierrez-Aramberri M, Shah A, Meller R (2010). Arthroscopic latarjet procedure. Orthop Clin North Am 41: 393–405.

30. Larrain MV, Montenegro HJ, Mauas DM, Collazo CC, Pavon F (2006). Arthroscopic management of traumatic anterior shoulder instability in collision athletes: analysis of 204 cases with a 4- to 9-year follow-up and results with the suture anchor technique. Arthroscopy 22: 1283–1289.

31. Liberati A, Altman DG, Tetzlaff J, Mulrow C, Gotzsche PC, Ioannidis JP, Clarke M, Devereaux PJ, Kleijnen J, Moher D (2009). The PRISMA statement for reporting systematic reviews and meta-analyses of studies that evaluate healthcare interventions: explanation and elaboration. BMJ 339: b2700.

32. Lo IK, Parten PM, Burkhart SS (2004). The inverted pear glenoid: an indicator of significant glenoid bone loss. Arthroscopy 20: 169–174.

33. Longo UG, Huijsmans PE, Maffulli N, Denaro V, De Beer JF (2011). Video analysis of the mechanisms of shoulder dislocation in four elite rugby players. J Orthop Sci 16(4): 389–397.

34. Mologne TS, Provencher MT, Menzel KA, Vachon TA, Dewing CB (2007). Arthroscopic stabilization in patients with an inverted pear glenoid: results in patients with bone loss of the anterior glenoid. Am J Sports Med 35: 1276–1283.

35. Oster A (1969). Recurrent anterior dislocation of the shoulder treated by the Eden-Hybinette operation. Follow-up on 78 cases. Acta Orthop Scand 40: 43–52.

36. Pagnani MJ (2008). Open capsular repair without bone block for recurrent anterior shoulder instability in patients with and without bony defects of the glenoid and/or humeral head. Am J Sports Med 36: 1805–1812.

37. Pap G, Machner A, Heitmann D, Merk H, Neumann HW (2001). Recurrent luxations after arthroscopic refixation of the labrum using suture anchors in traumatic ventral shoulder luxation. Zentralbl Chir 126: 199–204.

38. Park MJ, Tjoumakaris FP, Garcia G, Patel A, Kelly JDt (2011). Arthroscopic remplissage with Bankart repair for the treatment of glenohumeral instability with Hill–Sachs defects. Arthroscopy 27: 1187–1194.

39. Piasecki DP, Verma NN, Romeo AA, Levine WN, Bach BR Jr, Provencher MT (2009). Glenoid bone deficiency in recurrent anterior shoulder instability: diagnosis and management. J Am Acad Orthop Surg 17: 482–493.

40. Porcellini G, Campi F, Paladini P (2002). Arthroscopic approach to acute bony Bankart lesion. Arthroscopy 18: 764–769.

41. Provencher MT, Bhatia S, Ghodadra NS, Grumet RC, Bach BR Jr, Dewing CB, LeClere L, Romeo AA (2010). Recurrent shoulder instability: current concepts for evaluation and management of glenoid bone loss. J Bone Joint Surg Am 92(Suppl 2): 133–151.

42. Provencher MT, Ghodadra N, LeClere L, Solomon DJ, Romeo AA (2009). Anatomic osteochondral glenoid reconstruction for recurrent glenohumeral instability with glenoid deficiency using a distal tibia allograft. Arthroscopy 25: 446–452.

43. Rowe CR, Zarins B, Ciullo JV (1984). Recurrent anterior dislocation of the shoulder after surgical repair. Apparent causes of failure and treatment. J Bone Joint Surg Am 66: 159–168.

44. Scheibel M, Bartl C, Magosch P, Lichtenberg S, Habermeyer P (2004). Osteochondral autologous transplantation for the treatment of full-thickness articular cartilage defects of the shoulder. J Bone Joint Surg Br 86: 991–997.

45. Scheibel M, Magosch P, Lichtenberg S, Habermeyer P (2004). Open reconstruction of anterior glenoid rim fractures. Knee Surg Sports Traumatol Arthrosc 12: 568–573.

46. Schroder DT, Provencher MT, Mologne TS, Muldoon MP, Cox JS (2006). The modified Bristow procedure for anterior shoulder instability: 26-year outcomes in Naval Academy midshipmen. Am J Sports Med 34: 778–786.

47. Stevens KJ, Preston BJ, Wallace WA, Kerslake RW (1999). CT imaging and three-dimensional reconstructions of shoulders with anterior glenohumeral instability. Clin Anat 12:326–336

48. Sugaya H, Moriishi J, Dohi M, Kon Y, Tsuchiya A (2003) Glenoid rim morphology in recurrent anterior glenohumeral instability. J Bone Joint Surg Am 85: 878–884.

49. Sugaya H, Moriishi J, Kanisawa I, Tsuchiya A (2005). Arthroscopic osseous Bankart repair for chronic recurrent traumatic anterior glenohumeral instability. J Bone Joint Surg Am 87: 1752–1760.

50. Sugaya H, Moriishi J, Kanisawa I, Tsuchiya A (2006). Arthroscopic osseous Bankart repair for chronic recurrent traumatic anterior glenohumeral instability Surgical technique. J Bone Joint Surg Am 88(Suppl 1 Pt 2): 159–169.
51. Taverna E, Golanò P, Pascale V, Battistella F (2008). An arthroscopic bone graft procedure for treating anterior-inferior glenohumeral instability. Knee Surg Sports Traumatol Arthrosc 16: 872–875.
52. Taylor DC, Arciero RA (1997). Pathologic changes associated with shoulder dislocations. Arthroscopic and physical examination findings in first-time, traumatic anterior dislocations. Am J Sports Med 25: 306–311.
53. Ungersbock A, Michel M, Hertel R (1995). Factors influencing the results of a modified Bankart procedure. J Shoulder Elbow Surg 4: 365–369.
54. van der Linde JA, van Kampen DA, Terwee CB, Dijksman LM, Kleinjan G, Willems WJ (2011). Long-term results after arthroscopic shoulder stabilization using suture anchors: an 8- to 10-year follow-up. Am J Sports Med 39: 2396–2403.
55. Warner JJ, Gill TJ, O'Hollerhan JD, Pathare N, Millett PJ (2006). Anatomical glenoid reconstruction for recurrent anterior glenohumeral instability with glenoid deficiency using an autogenous tricortical iliac crest bone graft. Am J Sports Med 34: 205–212.
56. Weber BG, Simpson LA, Hardegger F (1984). Rotational humeral osteotomy for recurrent anterior dislocation of the shoulder associated with a large Hill–Sachs lesion. J Bone Joint Surg Am 66: 1443–1450.
57. Weng PW, Shen HC, Lee HH, Wu SS, Lee CH (2009). Open reconstruction of large bony glenoid erosion with allogeneic bone graft for recurrent anterior shoulder dislocation. Am J Sports Med 37: 1792–1797.
58. Yamamoto N, Itoi E, Abe H, Kikuchi K, Seki N, Minagawa H, Tuoheti Y (2009). Effect of an anterior glenoid defect on anterior shoulder stability: a cadaveric study. Am J Sports Med 37: 949–954.
59. Yamamoto N, Itoi E, Abe H, Minagawa H, Seki N, Shimada Y, Okada K (2007). Contact between the glenoid and the humeral head in abduction, external rotation, and horizontal extension: a new concept of glenoid track. J Shoulder Elbow Surg 16: 649–656.
60. Yamamoto N, Muraki T, Sperling JW, Steinmann SP, Cofield RH, Itoi E, An KN (2010). Stabilizing mechanism in bonegrafting of a large glenoid defect. J Bone Joint Surg Am 92: 2059–2066.
61. Zhu YM, Lu Y, Zhang J, Shen JW, Jiang CY (2011). Arthroscopic Bankart repair combined with remplissage technique for the treatment of anterior shoulder instability with engaging Hill–Sachs lesion: a report of 49 cases with a minimum 2-year followup. Am J Sports Med 39: 1640–1647.

Korrespondenzadresse

Dr. Rolf Michael Krifter
Akademisches Lehrkrankenhaus Stolzalpe
8852 Stolzalpe
Österreich

Multidirektionale Instabilität des Schultergelenkes

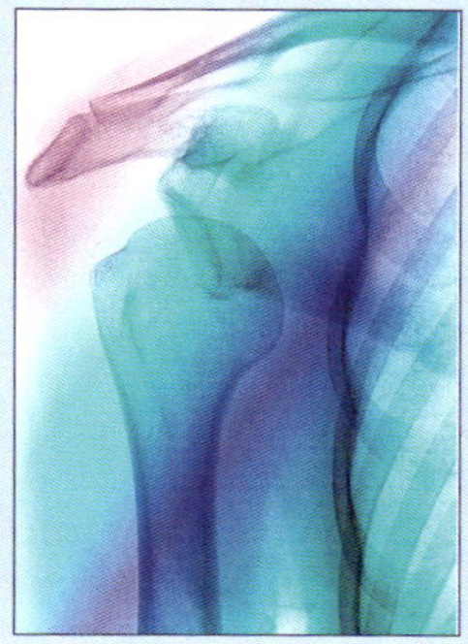

Klinisches Erscheinungsbild, Biomechanik und Behandlungsstrategien

Rolf Michael Krifter, Stefan Greiner, Martin Majewski, Hans-Gerd Pieper

Im folgenden Artikel wird auf die seltenere aber komplexe und heterogene Gruppe der mehrdirektionalen Instabilitäten eingegangen. Epidemiologisch sind nur etwa 4 bis 5% der Schultergelenkinstabilitäten als multidirektional erfasst. Häufiger betrifft es jüngere Patienten und Frauen oder Überkopfsportler mit anlagebedingter Hypermobilität und familiärer Häufung. Die Symptomatik ist variabel und strukturelle Schäden an Kapsel, Labrum oder Glenoid sind nicht primär evident. Daher sind das Erkennen, Zuordnen und das Wissen über Behandlungsoptionen wichtig.

Definition und Einteilung

Eine multidirektionale Instabilität des Schultergelenkes (MDI) bezeichnet die Situation einer glenohumeralen Instabilität in mehr als einer Richtung im Gegensatz zur unidirektionalen Instabilität – sie zeigt sich meist ohne klares ursächliches Trauma. Pathomorphologisch zeigen sich häufig multiple Veränderungen, in jedem Fall jedoch eine übermäßig weite Kapsel mit einem erhöhtem Anteil an elastischen Fasern.

Erstbeschreibungen erfolgten durch Rowe und Piece (1973) über willkürliche Luxationen. Neer et al. [1] berichteten über erste offene Kapselshifttechniken bei MDI. Als Kriterium wurde hier eine Luxationsrichtung sowohl nach ventral und/oder dorsal postuliert. Im Rahmen dieser Arbeit wurde auch auf die Bedeutung der weiten kapsulären Strukturen und die therapeutischen Konsequenzen hingewiesen.

In der praktikablen 2-Gruppen-Aufteilung nach Matsen unter Einbezug der therapeutischen Möglichkeiten findet sich nebst der klassischen Trauma-Gruppe **TUBS** (**t**raumatic, **u**nidirectional, **b**ankartlesion, **s**urgery) die multidirektionale Instabilität in der Gruppe von **AMBRII** (**a**traumatic, **m**ultidirektional, **b**ilateral, **r**ehabilitation, **i**nferior capsule-shift, **i**nterval-closure) [2]. Auch hier wurden bereits durch die Klassifikation erste therapeutische Ansätze geliefert. Wo in der TUBS-Gruppe mit „surgery" auf die Bedeutung der operativen Therapie verwiesen wird, steht bei der AMBRII-Gruppe zunächst mit „rehabilitation" die konservative Therapie im Vordergrund. Als operative Möglichkeiten werden mit „inferior capsule-shift" und „interval-closure" vor allem Kapselvolumen verkleinernde Operationsmethoden genannt.

Gerber und Nyffeler lenken in ihrer Klassifikation ein Augenmerk auf das zusätzliche Vorliegen einer Hyperlaxität (Typ B5) und deren therapeutischer Relevanz [3].

Die praktikable Klassifikation nach *Bayley* teilt 3 überlappende Gruppen je nach Instabilitätsursache auf und bezieht willkürliche und positionelle Instabilitäten ein, wobei ein besonderes Augenmerk auf das sogenannte „muscular patterning", d. h. die Fehlfunktion der die Schulter umschließenden und skapulothorakalen Muskulatur gelegt wird (Stanmore triangle von Lewis et al.) [4]:

- Polartyp I: Strukturell – traumatisch
- Polartyp II: Strukturell – atraumatisch
- Polartyp III: Nicht strukturell – habituell

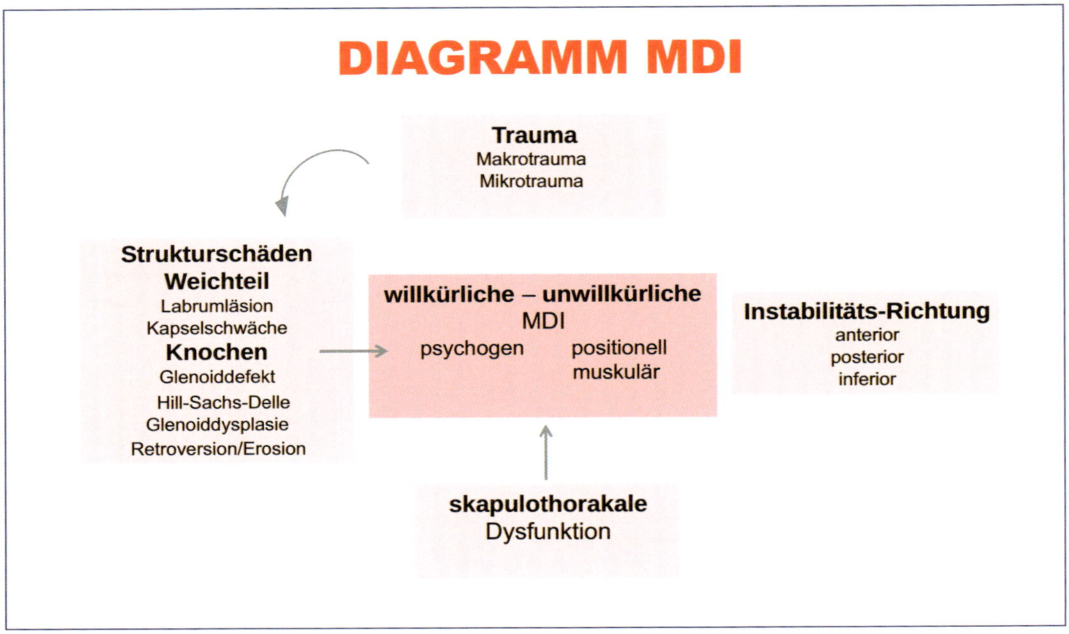

Abb. 1. Pathogenesemöglichkeiten der MDI.

Mischformen und Überschneidungen sind möglich.

Allen Typen der MDI aber ist eine **inferiore Instabilität** und ein **übermäßiges Kapselvolumen** mit Subluxationen und/oder Luxationsphänomenen gemein.

Hyperlaxität versus MDI

Eine angeborene Überbeweglichkeit stellt primär keine Pathologie dar. Jedoch kann durch ein Trauma oder repetitive Mikrotraumata eine symptomatische multidirektionale Instabilität entstehen.

Pathogenese und Biomechanik

Das Hauptsymptom der MDI ist die **inferiore** Instabilität assoziiert mit anteriorer und/oder posteriorer Instabilität. Wesentlicher prädisponierender Faktor ist wiederum die lockere und weite Kapsel.

In Querschnittsuntersuchungen konnten Dewing et al. bei MDI-Patienten eine Elongation der Kapsel im Vergleich zu gesunden Subgruppen zeigen. Insbesondere zeigten sich Ausweitungen im posterior- inferioren Bereich. Häufig ist die MDI mit einer generalisierten Bandschwäche vergesellschaftet. In Gewebeuntersuchungen finden sich bei multidirektionalen Instabilitäten deutlich dünnere Kollagenfibrillen als bei unidirektionalen Instabilitäten, was auf mögliche anlagebedingte Bindegewebsabnormalitäten hinweist.

Obwohl einige Studien wiederkehrende Instabilitätsepisoden als Ursache einer Kapsellockerheit angaben, konnten Uthoff und Piscopo schon in 23% von embryonischen Schultern eine redundante Kapsel zeigen, was auf eine ursächliche Entwicklungsvariante hinweist.

Auch die Skapulastellung und -position spielen beim Vorhandensein bzw. für die Entwicklung einer MDI eine entscheidende Rolle. Warner et al. konnten bei Instabilitätspatienten eine vermehrte Scapulainklination nachweisen. Auch spielt offenbar eine Störung der Propriozeption eine bedeutende Rolle, wie in EMG-Untersuchungen (Barden et al.) gezeigt werden konnte. Auch ist ein Vermeidungsverhalten an den Betroffenen erkennbar, die durch eine Stellungsänderung der Skapula (vermehrte Aufwärtsrotation und Innenrotation) eine verstärkte Anspannung der inferioren Kapselbänder und somit einen Luxationsschutz erwirken.

Klinische Untersuchung und Erscheinungsbild

Im klinischen Alltag zeigen sich die Symptome einer zunehmend schmerzhaften instabilen Schulter mit oder ohne Makrotrauma, wobei progrediente Beschwerden auf dem Boden von repetitiven Mikrotraumata häufig sind.

Die variablen Erscheinungsmuster unterscheiden sich je nach Hauptluxationsrichtung. Sie reichen von vermehrter schmerzhafter posteriorer Translation mit Kraftverlust beim Drücken, Schieben oder Abstützen über Nachtschmerz durch die Subluxationen im entspannten Zustand bis hin zu traktionsbedingten Parästhesien oder positioneller Schmerzauslösung bei Überkopf/Schläger-Sportarten mit Elevations- und Innenrotationsbewegung.

Erste Symptome der MDI treten häufig bei 20–30-Jährigen auf, die in globalen Funktionsuntersuchungen Schmerzvermeidungsmuster (positiv im Apprehension-Test) oder ein deutliches Schnappen bei Zirkumduktionsbewegungen des Armes in 90°-Abduktion zeigen.

Der glenohumerale Bewegungsausschlag kann normal sein, ist meist aber übermäßig und weich und ohne straffen kapsulären spürbaren Bewegungsanschlag.

Sehr häufig zeigt sich ein positives Sulcus-Zeichen.

Allgemeine Hyperlaxitätszeichen werden sehr häufig gefunden (Überbeweglichkeiten an Handgelenk, Überstreckbarkeit der Finger und des Ellbogens, Genu recurvatum, Patellainstabilität, ect.). Eine Untersuchung des Brighton-Wellington-Scores (siehe Artikel „Epidemiologie und Klassifikation") ist sinnvoll um Hypermobilitätssyndrome auszuschließen.

Die Definition und die individuell großen Unterschiede von Gelenkbeweglichkeit (Laxität) innerhalb der Population erschweren insgesamt eine klare Abgrenzung von pathologisch und normal, woraus sich die hohe Bandbreite von unterschiedlichen Berichten der Prävalenz der MDI erklärt.

Die genaue Evaluation der Glenohumeralgelenke, der skapulothorakalen Fixation und Führung und die Beurteilung umliegender Gelenke sind bei der Beurteilung der MDI besonders relevant.

Folgende Hyperlaxitätstests und Instabilitäts-Zeichen sind meist positiv [6, 8, 9, 10, 11]:

- Außenrotation von über 90° bei adduziertem Arm (Walch)
- Hyperabduktion von über 100° glenohumeral (Gagey)
- Apprehension-Test
- Sulcus-Zeichen
- anteriorer and posteriorer Translationstest (drawer test) (Hawkins)
- Load-and-Shift-Test
- Relocation-Test
- Schmerzhafter Jerk-Test (Kim)

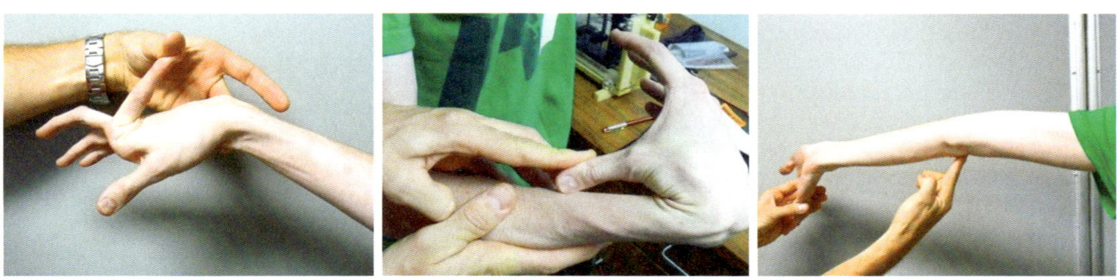

Abb. 2 + 3. Allgemeine Hypermobilität/Überstreckbarkeit an Fingern, Handgelenk und Ellbogen.

Manchmal ist es schwierig, die primäre Instabilitätsrichtung zu erfassen. Die Beurteilung der dislozierten oder reduzierten Position kann manchmal schwierig sein. Knöcherne Anhaltspunkte sind die Coracoidspitze und das posterior-laterale Acromioneck.

Bildgebung

Die Röntgenbildgebung ist typischerweise unauffällig. Eventuelle posttraumatische oder residuelle Glenoiddefekte oder Dysplasieveränderungen der Pfanne mit vermehrter Retroversion können am besten in 3DCT-Untersuchungen abgeklärt werden.

Zur Beurteilung von weichteiligen Anomalien empfiehlt sich die MRT-Untersuchung. In der Distensions-Arthro-MRT ist die besonders weite Kapselfüllung ersichtlich. Eventuelle Labrumablösungen oder Knorpelläsionen sind im fortgeschrittenen Stadium zu finden.

Arthroskopische Befunde

Durch die Fortschritte der Arthroskopie hat sich das Wissen um Strukturschäden und Kapselbandveränderungen massiv vermehrt. Trotz der meist geringen Ausbildung von offensichtlichen Läsionen lassen sich meist folgende Störungen finden:

- übermäßig weite Kapsel inferior, anterior und/oder posterior
- „drive-through" Phänomen
- entzündete Kaspelstrukturen, teils Einrisse
- Aufrauungen / Einrisse des posterioren Labrums (sog. Kim-Läsion) [11]
- Auffaserungen am SSC-Ansatz und Pulleybereich bei weitem Intervall

Auch sind bei atraumatischen Luxationen glenoidale Knorpelabscherungen in bis u 21% und flache Hill-Sachs-Läsionen in bis zu 78% der Fälle beschrieben (Werner et al.) [15].

Behandlungsmaßnahmen

Bei primär fehlender struktureller Pathologie in der Bildgebung sollte zunächst eine **konservative** Behandlung durchgeführt werden.

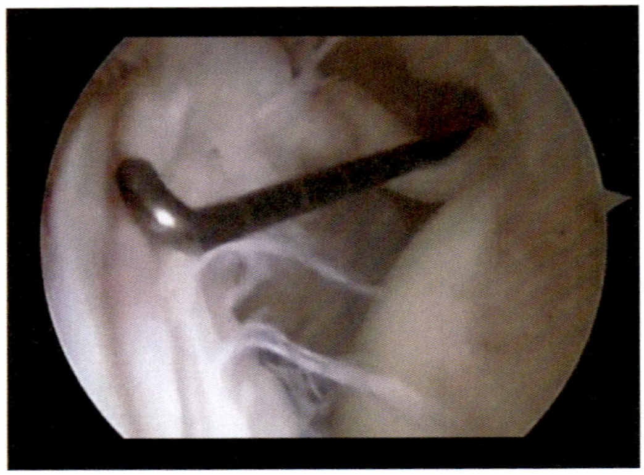

Abb. 4. Auffaserungen im dorsokranialen Bereich des Labrums.

Prinzipiell wird eine Behandlungsdauer von mindestens 6 Monaten mit folgenden Schwerpunkten empfohlen: Die Stärkung und Koordinationstraining des Musculus deltoideus und der Rotatorenmanschettenmuskulatur, Koordinationsverbesserung und Kräftigung der Skapula, Rumpfstabilisationsübungen und EMG-kontrollierte Bewegungsschulung und evtl. Biofeedback sind angeraten. Rehabilitationsprogramme sollten jedenfalls auch eine neuromuskuläre Adaptation, Verbesserung des Muskeltonus der Antagonisten der einseitig überagierenden Muskeln und eine generelle Koordinationsverbesserung und Symmetrieübungen beinhalten. (Jaggi et al., BJSM 2010) Häufig führen junge Patienten die Luxationsphänomene als „Besonderheit" vor und trainieren sich die Trickbewegungen regelrecht an; eine Aufklärung der Patienten und der Eltern ist hier besonders wichtig zur Vermeidung habitueller Luxationen. In Untersuchungen (Kiss, Warner, Ide) zeigten in längeren Verläufen etwa 50–70% eine Besserung durch konservative Maßnahmen, wobei eine starke Hyperlaxität einen ungünstigen Faktor darstellt.

Operative Behandlungsmöglichkeiten

Offene Volumenreduktionen der weiten Kapsel (T-Shift) wurden bereits 1980 von Neer et al. mit hoher Erfolgsrate und geringer Rezidivrate von 2,5% beschrieben. Weitere Autoren unterstützen diese Ergebnisse (Hamada, Altchek, Bak, Caprise) mit etwa 75% return-to-sport und mäßigen Restriktionen des Bewegungsumfanges.

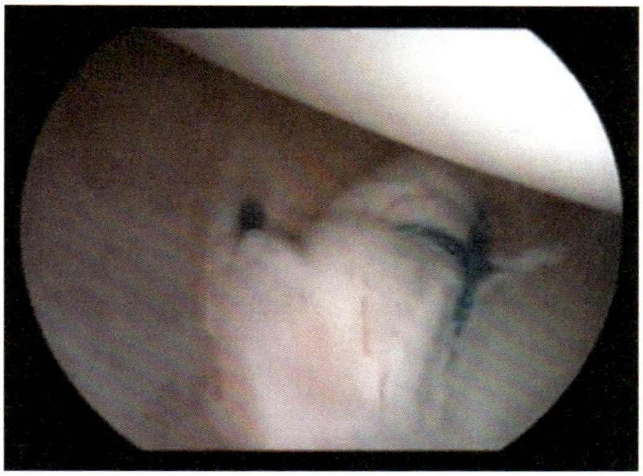

Abb. 5. Intraartikuläres Ergebnis nach arthroskopischer posteriorer Labrum-Kapsel-Applikatur.

Tab. 1. Literatur – Hintere Stabilisation (Fadenanker).

Autor	n	FU (Monate)	Rezidivrate (%)
McIntyre 1997	20	31	25
Wolf 1998	14	33	7,1
Antoniou 2000	41	28	41
Williams 2003	26	60	3,8
Goubier 2003	11	34	0
Abrams 2004	50	30	4
Provencher 2005	33	39	12
Kim 2005	27	39	1
Bradley 2006	91	27	11

Heute werden großteils arthroskopische Techniken angewendet. Thermische Shrinking-Techniken zeigten unterschiedliche Ergebnisse und bedürfen einer restriktiven Nachbehandlung. Je nach Kapselweite und vorrangiger Instabilitätsrichtung kann mittels Fadenankern und/oder Kapselapplikaturnähten das Kapselvolumen gezielt reduziert werden. Ein Shift der inferioren Kapsel nach kranial und Stabilisationsraffungen dorsal und ventral können je nach Ausführung etwa 30–50 % des Volumens reduzieren und zeigen exzellente Ergebnisse mit hoher Zufriedenheit und Wiederaufnahme von Sport in über 90 %.

Zusammenfassung

- Die MDI ist eine heterogene Gruppe und meist mit Hyperlaxität vergesellschaftet.
- Die Mehrzahl der Fälle kann primär durch konservative Maßnahmen gebessert werden.
- Eine Abgrenzung der Hyperlaxitäten von Instabilitäten ist wesentlich.
- Repetitive dorsale Instabilitäten entwickeln häufiger symptomatische Labrum-Kapsel-Läsionen.
- Konservativ therapieresistente Gelenke können durch arthroskopische Kapselraffungen der schlaffen Kapselbandstrukturen erfolgreich gebessert werden.

Literatur

1. Neer CS et al. (1980). Inferior capsular shift for involuntary inferior and multidirectional instability of the shoulder. A preliminary report. J Bone Joint Surg Am 62: 897–908.
2. Matsen FA et al. (1994). Practical evaluation and management of the shoulder. Philadelphia: Saunders.
3. Gerber C et al. (2002). Classification of glenohumeral joint instability. Clin Orthop Relat Res 400: 65–76.
4. Lewis AKT et al. (2004). Mini symposium. Curr Orthop 18: 97–108.
5. Takwale VJ et al. (2000). Involuntary positional instability of the shoulder in adolescents and young adults. Is there any benefit from treatment. J Bone Joint Surg Br 82: 719–723.
6. Walch G, et al. (1995). Recurrent anterior and multidirectional instability of the shoulder. Rev Chir Orthop Reparatrice Appar Mot 81: 682–690.
7. Tzannes A et al. (2004). An assessment of the interexaminer reliability of tests for shoulder instability. J Shoulder Elbow Surg 13: 18–23.
8. Harryman DT et al. (1992). The role of the rotator interval capsule in passive motion and stability of the shoulder. J Bone Joint Surg Am 74: 53–66.
9. Hawkins RJ et al. (1990). Clinical evaluation of shoulder problems. In: Rockwood CA, (eds): The shoulder. Philadelphia: Saunders. 144–179.
10. Gagey OJ et al. (2001). The hyperabduction test. J Bone Joint Surg Br 83: 69–74.

11. Kim SH et al. (2004). Painful jerk test. Am J Sports Med 32: 1849–1855.
12. Provencher MT et al. (2008). An analysis of the rotator interval in patients with anterior, posterior, and multidirectional shoulder instability. Arthroscopy 24: 921–929.
13. Alpert JM et al. (2008). Arthroscopic treatment of multidirectional shoulder instability with minimum 270 degrees labral repair. Arthroscopy 24: 704–711.
14. Werner A et al. (2003). Intraarticular pathology of atraumatic shoulder dislocations. An arthroscopic study. Unfallchirurg 106: 110–113.
15. Werner AW et al. (2004). Arthroscopic findings in atraumatic shoulder instability. Arthroscopy 20: 268–272.
16. Levine WN et al. (2000). The pathophysiology of shoulder instability. Am J Sports Med 28: 910–917.
17. Gartsman GM et al. (2001). Arthroscopic treatment of multidirectional glenohumeral instability. Arthroscopy 17: 236–243.
18. McIntyre LF et al. (1997). The arthroscopic treatment of multidirectional shoulder instability. Arthroscopy 13: 418–425.
19. D'Alessandro DF et al. (2004). Prospective evaluation of thermal capsulorrhaphy for shoulder instability. Am J Sports Med 32: 21–33.
20. O'Brien SJ et al. (1990). The anatomy and histology of the inferior glenohumeral ligament complex of the shoulder. Am J Sports Med 18: 449–456.

References

Alpert JM et al. (2008). Arthroscopic treatment of multidirectional shoulder instability with minimum 270 degrees labral repair. Arthroscopy 24: 704–711.
View In Article | Cross Ref

Kim SH et al. (2004). Painful jerk test. Am J Sports Med 32: 1849–1855.
View In Article | Cross Ref

Lewis A et al. (2004). Mini symposium. Curr Orthop (undefined) 97–108.
View In Article

Neer CS et al. (1980). Inferior capsular shift for involuntary inferior and multidirectional instability of the shoulder. A preliminary report. J Bone Joint Surg Am 62: 897–908.
View In Article

Provencher MT et al. (2008). An analysis of the rotator interval in patients with anterior, posterior, and multidirectional shoulder instability. Arthroscopy 24: 921–929.

Korrespondenzadresse

Dr. Rolf Michael Krifter
Akademisches Lehrkrankenhaus Stolzalpe
8852 Stolzalpe
Österreich

Spielfeldbetreuung und Behandlung der akuten Instabilität

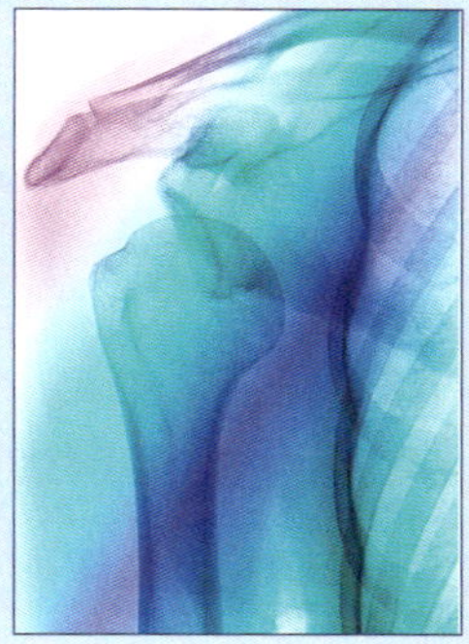

Hans-Gerd Pieper, Alli Gokeler, Rolf Michael Krifter, Oliver Miltner, Victor Valderrabano

Über ärztliche Spielfeldbetreuung findet sich wenig wissenschaftliche Literatur. Experten beschreiben ihre praktischen Erfahrungen und leiten daraus Empfehlungen ab, die günstigenfalls von den entsprechenden sportmedizinischen Fachgesellschaften an ihre Mitglieder weitergegeben werden.

Einleitung

Für den ärztlichen Betreuer am Spielfeldrand ist es wichtig, stets im Blick zu behalten, dass seine Tätigkeit unter grundsätzlich anderen Voraussetzungen stattfindet als „normale" ärztliche oder sogar notärztliche Arbeit. Diese Randbedingungen betreffen medizinische und kommunikative Aspekte.

Medizinisch ungewöhnlich/ungewohnt ist der Zeitdruck, unter dem eine Entscheidung beispielsweise darüber steht, ob eine direkte Fortsetzung der sportlichen Tätigkeit möglich oder aber das Spiel bzw. der sportliche Einsatz für den Athleten beendet ist (vgl. z. B. die ärztliche Entscheidung, Christoph Kramer primär beim Endspiel der Fußball-WM in Brasilien weiterspielen zu lassen). Zudem müssen Entscheidungen dieser Art mit begrenzten diagnostischen Mitteln getroffen werden. Die klinische Untersuchung gewinnt aus nahe liegenden Gründen hier an Bedeutung, so dass sich der Sportarzt seiner diesbezüglichen Fähigkeiten sicher sein sollte. Das bedeutet selbstverständlich nicht, dass nicht im Nachhinein umfangreiche Diagnostik durchgeführt werden sollte. Allerdings kann diese nicht zur Entscheidungsfindung am Spielfeldrand beitragen, die dem Arzt innerhalb von Minuten abgefordert wird.

Auch in anderer Hinsicht bedeutet die Tätigkeit am Spielfeldrand Arbeiten unter Druck: Für den Verein bedeutet der „Verlust" eines Leistungsträgers aufgrund einer Verletzung ggf. eine hohe finanzielle Einbuße. Es ist daher aufgrund der Interessenlage nicht nur des Athleten und Trainers, sondern auch der Vereinsführung nachvollziehbar und erwartbar, dass vom Arzt die Erlaubnis zum sofortigen oder baldmöglichen (Weiter-)Spielen erteilt wird. Hier sind fachliche Souveränität und ein gewisses Maß an Stresstoleranz gefordert. Auf keinen Fall sollte man sich primär auf Verhandlungen mit Vereinsoberen über die Dauer des verletzungsbedingten Ausfalls eines Sportlers einlassen.

Definition

Der Begriff „Spielfeld" muss näher definiert werden. Im engeren Sinne stellt man sich darunter ein Stadion oder eine Sporthalle vor mit entsprechenden geschützten Räumlichkeiten und räumlich enger Anbindung an eine ärztliche Behandlungsstelle, im Idealfall nahe einem Klinikzentrum. Im weiteren Sinne findet ärztliche Betreuung aber auch auf dem „Spielfeld" Piste (z. B. Wintersport), auf dem Berg oder in Schluchten (Klettern, Mountainbike, Wildwasserkanu) oder an Seen bzw. sogar am offenen Meer (Surfen, Triathlon, Segeln) statt.

Außerdem erfolgt sportmedizinische Betreuung nicht nur bei Profis, sondern auch für Hobbysportler oder in Vereinen mit unterschiedlichen Sportarten.

Aus den genannten Gründen sind die Möglichkeiten der ärztlichen und nichtärztlichen Spielfeldbetreuung sehr unterschiedlich und jeweils von der spezifischen Situation, der vorliegenden Räumlichkeit und der speziellen Sportart abhängig.

Anforderungen an den „Sportarzt/Sportphysiotherapeuten"

Im Idealfall sollte der medizinische Betreuer – egal ob für die Betreuung ganzer Mannschaften oder für Einzelsportler – über persönliche Erfahrungen in der spezifischen Sportart verfügen, am besten aus eigener aktiver sportlicher Tätigkeit. So kann er am besten die sportspezifischen Belastungen für den Haltungs- und Bewegungsapparat beurteilen und Verletzungs- bzw. Überlastungsgefahren korrekt einschätzen. Sollte keine Erfahrung aus eigener Sportkarriere bestehen, so müssen entsprechende sportartspezifische Kenntnisse aus der Literatur und begleitender Trainingsteilnahme erworben werden. Letzteres ist insbesondere für den Trainingsaufbau bei der Rückführung verletzter Athleten in die sportliche Belastung eminent wichtig.

Nicht nur die Kenntnis der sportartspezifischen Belastung ist notwendig, sondern auch individuelle sportlerspezifische Informationen sind für die Beurteilung eines Ereignisses während der sportlichen Tätigkeit erforderlich. Neben allgemeinen Risiken (Allergien, Medikamentenunverträglichkeiten, Infektanfälligkeit etc.) muss der Betreuer bezogen auf das Schultergelenk über evtl. vorliegende Vorerkrankungen/-verletzungen, mögliche Hyperlaxitäten oder individuelle Bewegungseinschränkungen etc. genauestens informiert sein (➢ Tab. 1). Dazu ist es notwendig, vor Beginn der Saison oder bei einem kurzfristigen Spielerwechsel vor Aufnahme der sportlichen Tätigkeit eine Befragung zur Vorgeschichte und eine spezifische klinische sportorthopädisch-sporttraumatologische Untersuchung durchzuführen und auch zu dokumentieren.

Weiterhin sollte der medizinische Betreuer – Arzt oder Physiotherapeut – bereichsübergreifend gut vernetzt sein, so dass nach der Akutbehandlung am Verletzungsort eine schnelle und fachlich gute weitere Diagnostik und Therapie erfolgen kann. Eine enge interdisziplinäre Zusammenarbeit mit speziellen Fachärzten, Operateuren, Sportwissenschaftlern und Rehabilitationseinrichtungen und nicht zuletzt den Trainern ist erforderlich, um den Athleten ohne Risiko einer Anschlussverletzung möglichst zeitnah wieder in die sportartspezifische Belastung zurückzuführen.

Es ist dringend erforderlich, dass nicht nur der betreuende Sportarzt, sondern auch alle anderen Betreuer im Umfeld (Physiotherapeut, Ernährungsberater, Trainer) sich regel-

Tab. 1. Untersuchung vor Saisonbeginn (schulterspezifisch).

Anamnese einschließlich Voroperationen (OP-Bericht!) und spezifischer Vorbehandlung	
Aktuelle Beschwerdesituation:	Schmerzen wann (Ruhe – spez. Bewegungen/Belastungen) Schmerzen wo (Gelenke, ausstrahlend) Schmerzen wie („elektrisch", stechend, dumpf) Instabilitätsgefühl Drop-Arm-Zeichen Schwellung, Entzündung
Untersuchung:	Beweglichkeit im Seitenvergleich, insbes. Gesamtrotationssektor in 90° Abd. allgemeine Laxitätstests skapulo-thorakaler Rhythmus Instabilitätstests ventral, dorsal, kaudal Impingementzeichen (subacromial/internal) Widerstandstests muskelspezifisch muskuläre Imbalancen
Bildgebung:	**nur** bei klinischen Auffälligkeiten

mäßig über die immer wieder wechselnden Kriterien und Richtlinien der internationalen und nationalen Anti-Doping-Agenturen (WADA, NADA) informieren, damit nicht aus Unkenntnis nicht zugelassene Inhaltsstoffe verabreicht oder gar ärztlich verordnet werden. Insbesondere der Sportarzt sollte auch zur eigenen Absicherung diesbezüglich umfassend schriftlich dokumentieren, welcher Athlet zu welchem Zeitpunkt und aus welchem Grunde mit welchen Medikamenten versorgt wird.

Prävention

Zur möglichen Prophylaxe von Verletzungen und/oder Überlastungsreaktionen ist eine genaue Kenntnis der individuellen körperlichen Voraussetzungen erforderlich. Dies sollte, wie oben ausgeführt, durch eine gründliche sportärztliche Untersuchung vor Aufnahme der sportlichen Belastung, mindestens einmal jährlich (primäre Prävention), aber zusätzlich nach jeder Verletzung oder bei Auftreten von Beschwerden sowie in jedem Fall vor Wiederaufnahme des Trainings und des Wettkampfes nach Verletzung (sekundäre Prävention) erfolgen, um Rezidivverletzungen vorzubeugen.

Sollten sich hierbei Hinweise auf eine funktionelle Instabilität des Schultergelenkes ggf. mit sekundärer subacromialer Überlastungsproblematik (sog. Non-Outlet-Impingement) finden, sollte im Rahmen der Prophylaxe ein muskulo-propriozeptives Aufbauprogramm erfolgen, welches die gesamte Muskelkette beinhaltet, insbesondere die skapulo-thorakalen Stabilisatoren zur Verbesserung der Adduktion und Depression zur Wiederherstellung des skapulo-thorakalen Rhythmus (Kibler et al. 2013; Muschol und Pieper 2007; Pieper und Muschol 2014). Wichtig ist eine gezielte Schulung der jeweils sportartspezifischen Technik, um übermäßige ruckartige Außenrotationen zu vermeiden, da es dabei zu Belastungen der ventralen Kapsel und somit zu Subluxationsphänomenen kommen kann.

Betreuung vor Ort

Der behandelnde Sportarzt sollte Sportstätte/ Spielfeld als auch den Ablauf des Spiels/der sportlichen Aktivität genau beobachten können. Dazu ist es sinnvoll, dass er sich entweder auf der Trainerbank oder nahe am Spielgeschehen in einer der vorderen Reihen befindet. Damit hat er den Vorteil, in Kenntnis der sportartspezifischen Abläufe den genauen Unfallmechanismus direkt zu verfolgen. Er spart damit Zeit der Anamneseerhebung und kann zeitnah mit der klinischen Diagnostik beginnen.

Zum Betreten der Sportstätte ist zum einen die Erlaubnis des Schiedsrichters erforderlich. Des Weiteren kann es sportartspezifische Richtlinien bzgl. der erlaubten Anzahl an Betreuern geben, die das Spielfeld betreten dürfen. Dies muss dem Arzt im Vorhinein bekannt sein, da ansonsten Zeitstrafe oder gar Disqualifikation des verletzten Athleten drohen können. Außerdem sollte vorher mit Physiotherapeut und Trainer vereinbart sein, wann und auf welches Zeichen hin der Arzt auf dem Spielfeld benötigt wird (Ausnahme lebensbedrohliche Zustände!).

Akute Schulterinstabilität: Diagnostik

Akute Schulterinstabilitäten werden ausgelöst durch Sturz auf den ausgestreckten und abduzierten Arm oder aber durch forcierte passive Abduktion/Außenrotation des Armes durch den Griff eines Gegenspielers oder das Hängenbleiben am gegnerischen Trikot. Bei entsprechender Vorschädigung (rezidivierende Luxationen in der Vorgeschichte, ausgeprägte Hyperlaxität) kann eine akute Luxation auch in Ausnahmefällen beim Ausholen zu einem Wurf oder Schlag entstehen.

Im Falle einer akuten Schulterinstabilität sollte die sportliche Aktivität sofort beendet und der Sportler unter passiver Unterstützung einer schmerzarmen Schonhaltung des Armes vom Spielfeld geführt werden. Wenn die lokalen Umstände es erlauben, muss eine möglichst ruhige Umgebung (Sanitätsraum, Umkleide etc.) aufgesucht werden. Eine Untersuchung oder gar Behandlung des verletzten Athleten „hinter der Bank“ vor den Augen der Zuschauer verbietet sich. Eine zeitnahe Analgesie (orale Gabe von NSAR, ggf. Injektion von stärker wirkenden Analgetika) erscheint sinnvoll.

Danach erfolgt die klinische Untersuchung mit folgenden Hinweisen auf eine Luxation:

- Seitenvergleich Schulterrelief (Epaulettenzeichen)
- „leere Pfanne"
- Stellung Humeruskopf (vorne oder hinten)
- Stellung ABD – ARO (vord. Lux.)
- schmerzhafte Funktionseinschränkung.

Wichtig ist eine Abklärung von Durchblutung, Sensibilität (N. axillaris!) und Motorik mit entsprechender Dokumentation!

In der Regel ist allein durch eine gute klinische Untersuchung eine genaue Einschätzung bzw. der Ausschluss folgender Differentialdiagnosen möglich:

- Humerusfraktur
- ACG-Sprengung
- laterale Claviculafraktur
- Rotatorenmanschettenruptur.

Akute Schulterinstabilität: Primärbehandlung

Ziel der Primärbehandlung ist eine baldmögliche Reposition der luxierten Schulter zur Schmerzreduktion und Verminderung von Folgeschäden. Je früher eine Reposition erfolgt, umso leichter ist die schonende Durchführung, weil ansonsten zunehmend auftretende schmerzreflektorische Muskelanspannungen eine Relaxation verhindern (Youm et al. 2014). Die Entscheidung, ob der verletzte Athlet zunächst unter Belassung des Luxationszustandes in eine Klinik transportiert werden soll, um dort zunächst eine röntgenologische Abklärung durchführen zu können, oder ob ein primärer Repositionsversuch vor Ort erfolgen sollte, ist abhängig von der individuellen Situation. Dabei sind folgende Umstände zu beachten (vgl. Leitlinie der Deutschen Gesellschaft für Unfallchirurgie: Schultergelenk-Erstluxation):

- Dauer und Umstände des Transportes zur Klinik
- Durchblutungsstörungen
- Sensibilitätsstörungen (progrediente Neurologie)
- Erfahrung des Betreuers.

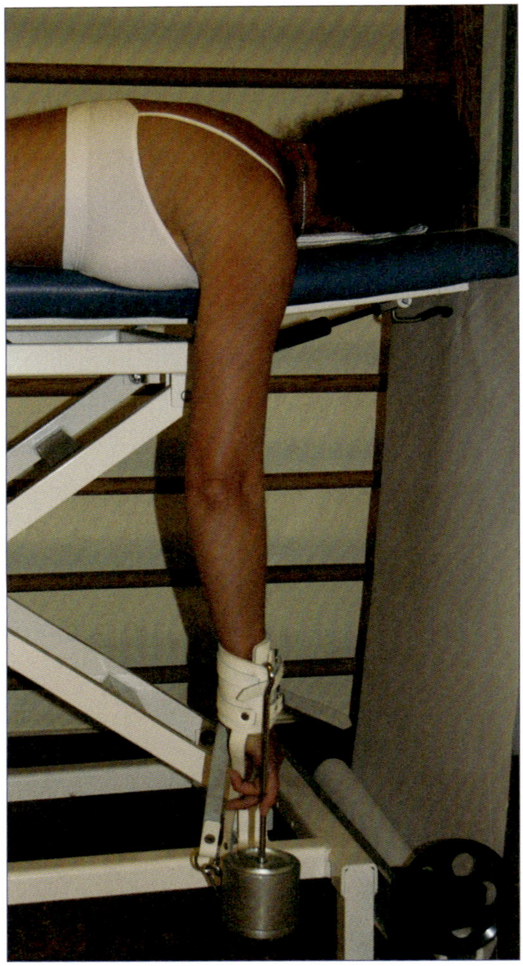

Abb. 1. Eigenreposition nach Stimson (1990): gleichmäßiger Zug am Arm in Bauchlage des Patienten durch am Handgelenk befestigtes Gewicht.

Bei Vorliegen von Durchblutungs- oder progredienten Sensibilitätsstörungen und weitem räumlichem Abstand zur nächsten Klinik oder bei Luxationen ohne adäquates Trauma bei bekannten Rezidivluxationen oder deutlicher Hyperlaxität ist ein primärer Repositionsversuch vor Ort sinnvoll. Welche Repositionstechnik dabei angewendet wird, ist situationsbezogen und in Abhängigkeit von der jeweiligen persönlichen Erfahrung des medizinischen Betreuers zu entscheiden. Die bekannteren Techniken finden in liegender (z. B. Hippocrates in: Adams 1939; Kocher 1870; Milch 1949)

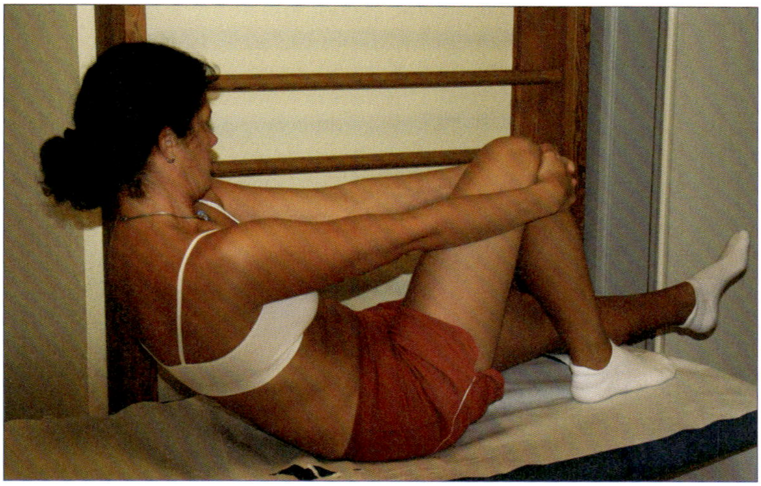

Abb. 2. Eigenreposition nach Aronen (1986) und Boss et al. (1993): gleichmäßiger Zug am Arm, Hände des Patienten hinter ipsilateralem Knie verschränkt, langsames Rücklehnen des Oberkörpers.

oder sitzender (z. B. von Arlt 1941) Stellung des Unfallverletzten durch passiven Zug am Arm statt. Schonender sind die ebenfalls schon lange gebräuchlichen Eigenrepositionstechniken (Aronen 1986; Boss et al. 1993; Stimson 1900) (➢ vgl. Abb. 1 und 2). Wichtig bei allen Techniken sind gute Muskelrelaxation, ruhige Umgebung und gleichmäßiger Zug (Gleeson 1998).

Nach erfolgreicher Reposition ist zunächst eine Immobilisation erforderlich (bei vorderer Luxation in Innenrotation (➢ Abb. 3) oder Neutralrotation, bei hinterer Luxation ggf. leichte Außenrotation). Eine Röntgenkontrolle post repositionem ist in 2 Ebenen erforderlich; als „true ap-Aufnahme" und axial.

Auf weitere apparative diagnostische und ggf. therapeutische Maßnahmen wird in den folgenden Kapiteln näher eingegangen.

Arztkoffer

Der Inhalt des Arztkoffers unterscheidet sich für die spezifische Behandlung von Schulterverletzungen nicht von der allgemein empfohlenen Ausstattung eines Arztkoffers zur Betreuung von Sportlern (Büttner 1998). Wichtig für die Erstbehandlung sind Analgetika/orale Antiphlogistika sowie Eisbeutel/Coolpacks oder ggf. Kältespray zur Schmerzbekämpfung und Reduktion von Schwellungen. Auch Relaxantien zur Reduzierung muskulärer Gegenspannung sind gerade im Falle einer primären

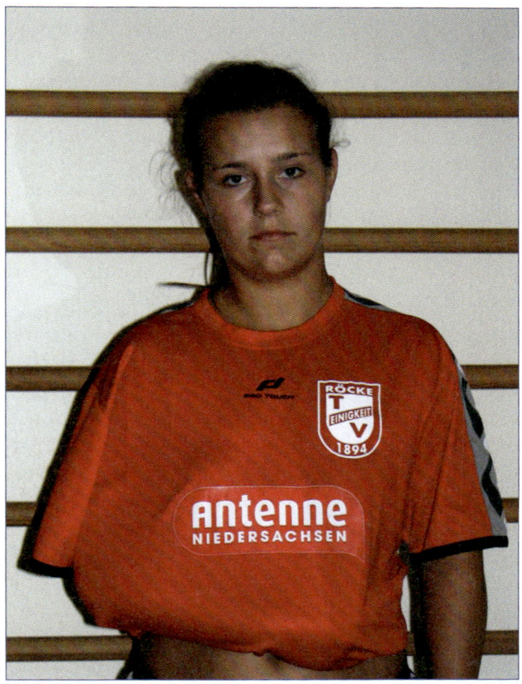

Abb. 3. Ruhigstellung der Schulter durch Trikot.

Reposition sinnvoll. Natürlich müssen alle eingesetzten Medikamente in Übereinstimmung mit den jeweils gültigen Richtlinien der internationalen und nationalen Anti-Doping-Agenturen stehen und die Anwendung dem Athleten ggf. zur Vorlage bei WADA oder NADA schriftlich bestätigt werden.

Platzkostende Vorhaltung von spezifischen Bandagen oder Orthesen ist im Hinblick auf Schulterverletzungen nicht erforderlich, da ein entsprechend unter dem Unterarm eingefaltetes Trikot zur primären Ruhigstellung ausreicht und bei jedem Athleten vorhanden ist (➢ Abb. 3).

Umgang mit Medien / Kommunikation der Diagnose und der Konsequenzen für den Spieler und den Verein

Insbesondere im professionellen Sport endet die Tätigkeit des Sportarztes nicht mit der Diagnosestellung und der Erstversorgung des Patienten. Es geht weiterhin darum, die Diagnose und die Prognose an Trainer und Vereinsführung, ggf. aber auch an Medienvertreter zu kommunizieren. Hier ist zu berücksichtigen, dass der Sportarzt selbstverständlich auch bei der Betreuung am Spielfeldrand der ärztlichen Schweigepflicht unterliegt mit den bekannten straf- und zivilrechtlichen Konsequenzen einer Zuwiderhandlung. Es ist daher unbedingt anzuraten, mit dem Patienten zu besprechen, wer über die Diagnose informiert werden darf und wer ggf. nicht. (Idealerweise sollte diese Frage vorab ohne den psychologischen Druck einer akuten Verletzungssituation geklärt und schriftlich festgehalten werden.)

Hinsichtlich der Kommunikation mit Trainern und Vereinsführung ist anzuraten, möglichst faktenorientiert und wenig spekulativ zu agieren. Am besten wird das ausführliche Gespräch erst dann gesucht, wenn die Diagnose gesichert ist. Bei der Übermittlung von vagen Verdachtsdiagnosen ist Vorsicht geboten, da diese für Verunsicherung sorgen und überdies nicht gewährleistet werden kann, dass sie nicht an die Medien gelangen. In der Praxis hat es sich bewährt, dem Verein eine kurze schriftliche Stellungnahme zukommen zu lassen. Diese hat den "Nachteil", dass sich der Arzt auf einen Wortlaut festlegen und sich später daran messen lassen muss. Andererseits kann eine solche Stellungnahme ggf. an die Medien gegeben werden, so dass eine mündliche Äußerung des Arztes und die damit verbundenen Missverständnisse und Fehlinterpretationen unterbleiben können. Eine solche schriftliche Stellungnahme muss dementsprechend mit großer Sorgfalt und Vorsicht formuliert werden und sollte nicht unter Zeitdruck erfolgen.

Mit dem Verein sollte besprochen werden, wie mit Anfragen von Medienvertretern umzugehen ist. Große Vereine haben meist einen Medien-Beauftragten, an den der Arzt zu seiner eigenen Arbeitsentlastung und zur besseren Koordination der Pressearbeit verweisen kann. Generell ist Zurückhaltung bei medialen Auftritten angeraten. Wenn Äußerungen gegenüber den Medien erfolgen, so sollten diese im Voraus eng mit dem Verein und dem Sportler abgestimmt werden.

Literatur

AWMF online (2009). Leitlinien der Deutschen Gesellschaft für Unfallchirurgie: Schultergelenk-Erstluxation. Arbeitsgemeinschaft der Wissenschaftlichen Medizinischen Fachgesellschaften, AWMF-Leitlinien-Register Nr. 012/012, Entwicklungsstufe 1.

Aronen JG (1986). Anterior shoulder dislocations in sports. Sports Med 3: 22—234.

Boss A, Holzach P, Matter P (1993). Eine neue Selbstrepositionstechnik der frischen vorderen unteren Schulterluxation. Helv Chir Acta 60: 263–265.

Büttner CM (1998). The team physician bag. Clin Sports Med 17: 365–373.

Gleeson AP (1998). Anterior glenohumeral dislocations: what to do and how to do it. J Accid Emerg Med 15: 7–12.

Hippocrates (1939). On the articulations. In: Adams F. The genuine works of Hippocrates translated from the Greek. Baillière, Tindall & Cox. London.

Kibler WB, Kuhn JE, Wilk K, Sciascia A, Moore S, Laudner K, Ellenbecker T, Thigpen C, Uhl T (2013). The disabled throwing shoulder: Spectrum of pathology – 10-year update. Arthroscopy 29: 141–161.

Kocher T (1870). Eine neue Reductionsmethode für Schulterverrenkung. Berl Klin Wochenschr 7: 101–105.

Milch H (1949). The treatment of recent dislocations and fracture-dislocations of the shoulder. J Bone Joint Surg 31-A: 173–180.

Muschol M, Pieper H-G (2007). Verletzungsprophylaxe für Knie- und Schultergelenke im Handball. Sport Orthop Traumatol 23: 11–18.

Pieper H-G, Muschol M (2014). Die Schulter des Wurf- und Überkopfsportlers. Sport Orthop Traumatol 30: 19–24.

Stimson LA (1900). An easy method of reducing dislocations of the shoulder and hip. Med Record 57: 356–357.

Team physician consensus statement. Am J Sports Med 28 (2000): 440–441.

von Arlt BN (1941). Erfahrungen bei Einrichtung der Schulterverrenkungen. Chirurg 13: 416–418.

Youm T, Takemoto R, Park B K-H (2014). Review-article: Acute management of shoulder dislocations. J Am Acad Orthop Surg 22: 761–771.

Korrespondenzadresse

Dr. Hans-Gerd Pieper
Leitender Arzt
Department für Schulter-,
Ellenbogenchirurgie und Sporttraumatologie,
Paracelsus-Klinik Bremen
In der Vahr 65
28329 Bremen
E-Mail: hans-gerd.pieper@paracelsus-kliniken.de

Operationsindikationen

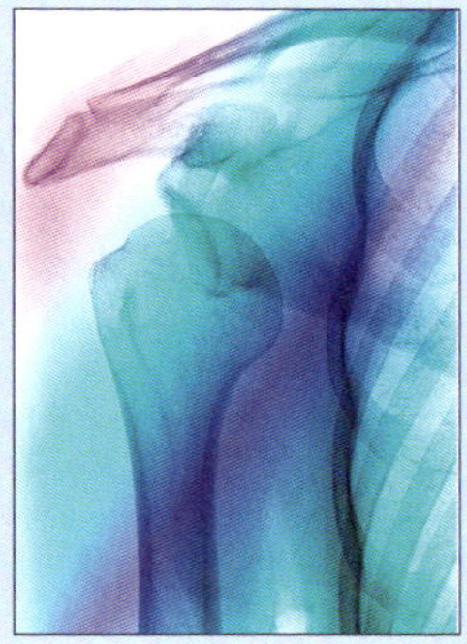

Casper Grim, Ulrich Brunner, Martin Engelhardt, Stefan Greiner, Matthias Muschol, Claudia Schüller-Weidekamm

Allgemeiner Konsens besteht darüber, dass nicht jede Schulterinstabilität operativ zu versorgen ist. Dem Schulterchirurgen fällt die „saubere" Indikationsstellung aufgrund seiner Erfahrung meist nicht schwer, dennoch sind objektiv nachvollziehbare Entscheidungskriterien oder gar ein Score hierfür bisher nicht vorhanden. Ein solcher Score kann insbesondere für den in der Behandlung von Schulterinstabilitäten weniger erfahrenen Therapeuten und auch in Grenzfällen äußerst nützlich sein.

GOTS Schulterinstabilitäts-Score

Eine mögliche operative Versorgung einer anterioren Instabilität hängt von unterschiedlichen Faktoren ab, die nach GOTS-Konsensusbildung zudem noch unterschiedlich gewichtet werden sollten. Die folgende Tabelle soll weniger eine strikte Maßgabe, sondern vielmehr eine Orientierungshilfe zur Entscheidungsfindung darstellen. Unterschiedliche, in der Literatur beschriebene Faktoren werden hier berücksichtigt (Balg und Boileau 2007, Kim et al. 2003, Owens et al. 2007, Porcellini et al. 2009): Diese sind insbesondere das Alter, die Darstellung der Pathomorphologie in der Bildgebung, wie das Vorliegen einer Bankart-Läsion oder eine knöcherne Pfannenbeteiligung. Beim Vorliegen einer Glenoidrandfraktur dann wiederum, ob das Gelenk im Röntgenbild zentriert oder dezentriert ist. Weiterhin auch die ausgeübte Sportart und das entsprechende Sportlevel als mögliche Risikofaktoren. Nicht berücksichtigte Parameter, wie die Laxität und Hyperlaxität, spielen mehr für die Art der operativen Versorgung (Kapselshift) eine Rolle als für die Operationsindikation an sich, es sei denn sie sind so ausgeprägt, dass trotz Luxation keine Kapsel/Labrum-Läsion entstanden ist und somit eine primär operative Versorgung nicht empfohlen werden sollte. Als Orientierungshilfe sollte nach Tabelle1 folgende Therapie empfohlen werden (es handelt sich hierbei um einen nicht-validierten Score):

Tab. 1. GOTS-Schulterinstabilitäts-Score. Orientierungshilfe zum Stellen einer Operationsindikation bei anteriorer Schulterinstabilität.

Alter		**<25**	**25–30**	**>30**
	Punkte	10	3	1
Kapsel/Labrum-Läsionen		**ja**	**nein**	
	Punkte	5	–13	
Knöcherne Pfannenbeteiligung	**zentriert/ dezentriert**	**Alter <45**	**Alter >45**	
	Punkte	5	1	13
Sport		**High Risk**	**Low Risk**	
	Punkte	5	1	
Aktivitätslevel		**Profi**	**Amateur**	**Freizeit**
	Punkte	5	3	1
Gesamt				

Punktwert: >12 Punkte: OP; 8–12 Punkte: OP zu erwägen; <8 Punkte: konservativer Therapieversuch

Arthroskopischer Bankart-Repair

Der „ideale Patient" für ein arthroskopisches Vorgehen ist dabei ein jugendlicher Erstluxierer mit antero-inferiorer Instabilität nach adäquatem Trauma, Nachweis einer Hill-Sachs-Delle, Nachweis einer Bankart-Läsion und fehlender oder nur gering ausgeprägter Laxität.

Nach traumatischer antero-inferiorer Instabilität können günstige Rahmenbedingungen (➢ Tab. 2) für eine arthroskopische Stabilisierungsoperation identifiziert werden (Bishop et al. 2011, Mather et al. 2011, Dann 2009):

Tab. 2. Günstige Bedingungen für eine arthroskopische Stabilisierungsoperation nach traumatischer antero-inferiorer Instabilität.

1:

- Traumatische Erstluxation bei Patienten unter dreißig Jahren mit hohem Funktionsanspruch
- Nachweis einer Hill-Sachs-Delle als Ausdruck eines adäquaten Traumas
- Nachweis einer antero-inferioren Labrum-Läsion (Bankart-Läsion)
- Fehlende oder nur gering ausgeprägte Hyperlaxität

2:

- Chronisch rezidivierende, primär aber traumatische Schulterluxation mit und ohne Hyperlaxität und adäquater Substanz des Kapsel-Labrum-Komplexes
- Fehlende chondrale Glenoid-Läsion (GLAD-Läsion) oder fehlende antero-inferiore Pfannenrandfraktur
- Fehlende Pfannendysplasie und fehlende Malversion (v. a. Anteversionsstörung)

3:

- Symptomatische Subluxationen

Der im Kapitel „chronische Instabilität" beschriebene ISI-Score (Balg und Boileau 2007) kann bei der Abschätzung des zu erwartenden Reluxationsrisikos nach klassischem arthroskopischem Bankart-Repair helfen. Die im Score aufgeführten Risikofaktoren

- **Substanzverlust am Glenoid, Hyperlaxität**
- **Größe der Hill-Sachs-Delle**
- **Alter des Patienten bei der Operation**
- **Sportliche Aktivität vor der Operation**
- **ausgeübte Sportart**

sollten präoperativ evaluiert werden und bei der Abwägung der Operationsmethode helfen; nicht bei der Operationsindikation an sich. Der ISI-Score kann somit bei der Indikations-Abwägung zwischen klassischem arthroskopischem Bankart-Repair und einer Knochenblockoperation im Sinne einer Latarjet-Operation nützlich sein (Verweis Kapitel chron. rez. Instabilität). Die zentrale Bedeutung von knöchernen Substanzdefekten und die sich ggf. ergebende Notwendigkeit der knöchernen Augmentation seien an dieser Stelle nochmals hervorgehoben.

Es lässt sich somit ebenfalls ein Spektrum von ungünstigen Konditionen aufstellen, die als Kontraindikation oder Grenzen für ein **klassisches arthroskopisches Vorgehen** zu werten sind:

- Große knöcherne Bankart-Läsionen (Glenoidfrakturen), sofern arthroskopisch nicht adäquat rekonstruierbar.
- Engaging-Hill-Sachs-Delle (Einhakmechanismus der Hill-Sachs-Delle am vorderen Glenoidrand in Außenrotation und Abduktion); ggf. jedoch Kombination mit einer dorsalen Remplisage möglich
- Aplasie bzw. Hypoplasie des Labrum glenoidale und/ oder substanzschwache Kapsel, IGHL und/oder MGHL
- HAGL-Läsion (humerale Avulsion der glenohumeralen Bänder)
- Instabilitätstyp 6 nach Gerber (willkürliche Instabilität)

Knöcherne Augmentation

Insbesondere bei chronisch erosiven Glenoidranddefekten, auch aber bei nicht suffizient rekonstruierbaren Glenoidrandfrakturen, sollten knöcherne Augmentationsverfahren erwogen werden. Die Latarjet-Operation, die J-Span- Plastik nach Resch und ein freier Knochenblock-Transfer (Beckenkamm) sind hierbei die Methoden der Wahl (Verweis Bilder chron. rez. Instabilität).

Die Latarjet-Operation ist hierbei die einzige Methode, die die durch Rezidiv-Luxationen stark kompromittierten Weichteile (z. B. ausgedünnte Gelenkkapsel) gleichzeitig mit adressieren kann. Die „französische" Latarjet-Operation gewinnt in den letzten Jahren international zunehmend an Popularität.

Alle 3 Operationsverfahren mit knöcherner Glenoidaugmentation gelten im deutschsprachigen Raum weitestgehend als Revisionseingriffe nach fehlgeschlagenem Bankart-Repair. Der Beckenkammspan zeigt seine Stärken insbesondere als Rettungsanker nach fehlgeschlagener Latarjet-Operation, während der J-Span seine besondere Stärke bei gleichzeitiger Anteversionsfehlstellung des Glenoids hat.

Alle drei knöchernen Augmentationsverfahren für das Glenoid können offen, mini-open oder auch arthroskopisch durchgeführt werden. Das Operationsprinzip und die Indikation ändern sich hierbei nicht. Lediglich die technische Umsetzung ist anders.

Multidirektionale Instabilität

Multidirektionale Instabilitäten sind mit 3–5 % der Fälle (Schneeberger 1998) selten. Es handelt es sich hier also um eine kleine und seltene Sub-Gruppe der Instabilitäten. Dieser Instabilitätstyp ist zunächst eine Domäne der konservativen Therapie. **Bei Versagen einer 3- bis 6-monatigen konservativen Behandlung** kann bei kritischer Indikationsstellung eine operative Behandlung erwogen werden. Hierbei wird in arthroskopischer oder offener Technik ein Kapselshift zur Reduktion des Kapselvolumens mit Raffung des IGHL (inferiores glenohumerales Ligament) und PIGHL (posteriores inferiores glenohumerales Ligament) vorgenommen. Der häufig propagierte Verschluss des Rotatorenintervalls scheint zunehmend an Bedeutung zu verlieren.

Posteriore Instabilität

Posteriore Instabilitäten sind häufig mit einer multidirektionalen Instabilitätskomponente verbunden und Aspekte einer gestörten Bewegungsqualität können auch hier detektiert werden. Isolierte posteriore Instabilitäten finden sich häufig bei Kontakt- und Überkopfsportlern (Bottoni 2005) nach initialem Trauma. Patienten mit einer **posterioren Instabilität sollten zunächst konservativ behandelt werden**. Bei Versagen der konservativen Therapie kann eine arthroskopische oder offene dorsale Stabilisierung vorgenommen werden. Die Weiterentwicklung arthroskopischer Verfahren hat das Verständnis für Verletzungsmuster und intraartikuläre Begleitschäden enorm verbessert, sodass hier eine sehr gezielte Adressierung der Strukturpathologien (Kapsel/Labrum) vorgenommen werden kann. Erosive dorsale Glenoiddefekte können analog zum anterioren Substanzverlust augmentiert werden. Bei dorsalen Knochenblockoperationen handelt es sich im Rahmen der Instabilitätsbehandlung jedoch um Raritäten.

Bei akut traumatischen dorsalen Luxationen ist insbesondere auf die Lokalisation und Ausdehnung der „reversed Hill-Sachs-Delle" zu achten. Bei größerer Impression und V.a. ein Einhaken der Delle am Glenoidrand gilt es abzuwägen, ob primär ein „Aufstößeln" oder „Auffüllen" des Defekts Sinn macht. Ebenfalls kann zugewartet werden, da sich der Defekt häufig bindegewebig füllt und eine Rezidivinstabilität ausbleibt. Die Literaturlage ist für die größeren „reversed Hill-Sachs-Dellen" deutlich schlechter, sodass beispielsweise ein Score, ein „critical-size"-Modell oder ein validiertes Defektberechnungsmodell hier bisher keine zuverlässige Hilfestellung bietet. Die Operationsindikation bleibt in diesen Fällen somit eine individuelle Abwägung.

Literatur

Balg F, Boileau P (2007). The instability severity index score. A simple pre-operative score to select patients for arthroscopic or open shoulder stabilisation. J Bone Joint Surg Br. Nov; 89(11): 1470–1477.

Bishop JA, Crall TS, Kocher MS (2011). Operative versus nonoperative treatment after primary traumatic anterior glenohumeral dislocation: expected-value decision analysis.J Shoulder Elbow Surg. Oct; 20(7): 1087–1094.

Bottoni CR (2005). Operative stabilization of posterior shoulder instability. Am J Sports Med. 33(7): 996–1002.

Dann, K (2009). Schultergelenk, in „Sportverletzungen“ Elsevier, 2. Auflage, 223–240.

Kim S-H, Ha K-I, Cho Y-B, Ryu B-D, Oh I (2003). Arthroscopic anterior stabilization of the shoulder: two to six-year follow-up. J Bone Joint Surg Am. Aug; 85-A(8): 1511–1518.

Mather RC, Orlando LA, Henderson RA, Lawrence JT, Taylor DC (2011). A predictive model of shoulder instability after a first-time anterior shoulder dislocation. J Shoulder Elbow Surg.

Owens BD, Duffey ML, Nelson BJ, DeBerardino TM, Taylor DC, Mountcastle SB (2007). The incidence and characteristics of shoulder instability at the United States Military Academy. The American Journal of Sports Medicine. Jul; 35(7): 1168–1173.

Porcellini G, Campi F, Pegreffi F, Castagna A, Paladini P (2009). Predisposing factors for recurrent shoulder dislocation after arthroscopic treatment. The Journal of Bone and Joint Surgery. Nov; 91(11): 2537–2542.

Korrespondenzadresse

Dr. Casper Grim
Am Finkenhügel 1
49076 Osnabrück
Tel.: 0541-405-6201
Fax: 0541-405-6299
E-Mail: casper.grim@klinikum-os.de

Prävention von Schulterverletzungen

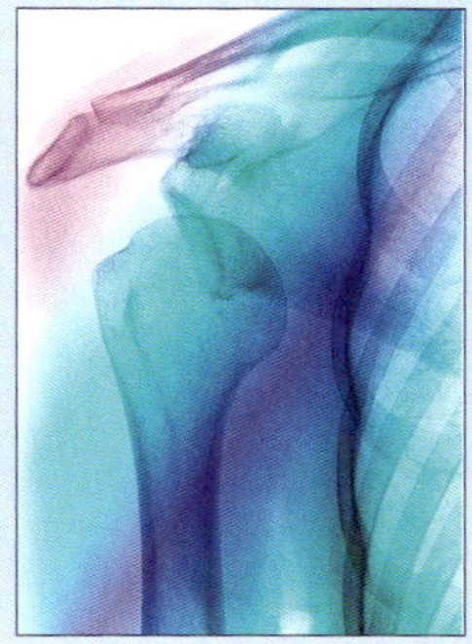

Alli Gokeler, Stefan Greiner, Michael Krüger-Franke, Olivier Miltner, Thomas Tischer, Victor Valderrabano

Schulterschmerzen stellen nach Knieschmerzen den zweithäufigsten Überlastungszustand dar und sind bei Überkopfsportarten für einen wesentlichen Anteil der Verletzungen verantwortlich (z. B. 8–20 % aller Volleyballverletzungen) [30]. Somit kommt der Prävention eine besondere Bedeutung zu. Zum einen gilt es, Leistungssportler möglichst verletzungsfrei durch ihre Laufbahn zu bringen, zum anderen langfristige Überlastungsschäden zu verhindern.

Typische Merkmale bei Überkopfsportarten, die zu Problemen führen können, sind die explosiven, repetitiven Bewegungen, wobei die Schulter in ungefähr 90°–120° Abduktion gebracht wird und in einem Bruchteil einer Sekunde von einer maximalen Außenrotation in eine Innenrotation beschleunigt wird. Exemplarisch sind beim Tennisaufschlag Winkelgeschwindigkeiten von 3000°/s gemessen worden [31]. Wilk und Mitarbeiter sprechen in diesem Kontext vom „thrower's paradox":

"*The thrower's shoulder must be lax enough to allow excessive external rotation, but stable enough to prevent symptomatic humeral head subluxations, thus requiring a delicate balance between mobility and functional stability*" [36].

Fleisig etal. haben berechnet, dass während der Beschleunigungsphase beim Werfen auf die Schulter 400 N anteriore Translationsbelastung einwirken [8]. Es wird somit deutlich, dass bei Überkopfsportarten die dynamischen und statischen Stabilisatoren des Schultergelenkes stark belastet werden. Anfang der neunziger Jahre wurde von Walch und Mitarbeitern eine Untersuchung zur Pathoätiologie von Rotatorenmanschettenpathologie bei jungen Überkopfsportlern durchgeführt [34]. Es zeigte sich, dass bei jungen Überkopfsportlern (< 35 Jahren) oft ein dynamisches Impingement, meist postero-superior (PSI) vorhanden ist und nicht das klassische subakromiale Impingement wie es ursprünglich von Neer beschrieben wurde [27]. Häufig kommt es bei jungen Überkopfsportlern in der „Late-Cocking-Phase"- Schulter in Abduktion, Extension und Außenrotation – zu einem physiologischen Kontakt zwischen gelenkseitigem Anteil der Supraspinatussehne und dem hinteren-oberen Anteil des Labrums, jedoch ist der Grat zu pathologischen Veränderungen schmal.

Ziel dieses Artikels ist es, mögliche präventive Maßnahmen darzustellen, um (mikro-) traumatische Schulterverletzungen zu verhindern.

Risikofaktoren

Zur Prävention von Verletzungen werden unterschiedliche Strategien verfolgt. Grundsätzlich ist zu unterscheiden zwischen intrinsischen, auf den Menschen bezogenen, und extrinsischen, also auf die äußeren Bedingungen bezogenen Risikofaktoren für die Entstehung von Schulterschäden [1]. Grundlage der zielgerichteten Prävention ist also die Aufdeckung geschlechtsspezifischer und altersbedingter Unterschiede ebenso wie die Identifizierung modifizierbarer, aber auch nichtmodifizierbarer Parameter. Auf dieser Basis lassen sich zum einen präventive Trainingsprogramme erstellen, mit denen sich die modifizierbaren Parameter beeinflussen lassen. Auf der anderen Seite sollten Screening-Tests entwickelt werden, die eine individuelle Risiko-Abschätzung in Zustand und Verlauf ermöglichen, aber auch die Effektivität dieser Trainingsprogramme prüfen.

Zu den „nicht beeinflussbaren" Risikofaktoren für Schulterverletzungen gehören:

- hohe Kapsellaxität (genetisch determiniert),
- junges Alter,
- Geschlecht (höhere Inzidenz von Sportverletzungen bei Männern),
- knöcherne Anatomie (Torsion Humerus, Dysplasie Glenoid).

Besonders bedeutend sind aber die „beeinflussbaren" Risikofaktoren, da diese durch eigenes Handeln verändert werden können;

- Beweglichkeit der Schulterkette,
- Körperhaltung,
- neuromuskuläre Dysbalancen der Rotatorenmanschettenmuskulatur,
- neuromuskuläre Dysbalancen der Skapulamuskulatur?
- Sportarten,
- fehlerhafte Techniken.

Diese werden im folgenden Teil besprochen und es werden jeweils präventive Strategien dargestellt.

Beweglichkeit

Die anlagebedingte, aber auch eine erworbene (meist anteriore) mikrotraumatische Instabilität des Schultergelenkes spielt bei der Ätiologie von Schulterbeschwerden eine große Rolle. So wird bei operativem Vorgehen die wesentliche Wirkung in der Wiederherstellung der Stabilität gesehen. In der Literatur wird dies aber kontrovers diskutiert. Burkhart und Mitarbeiter haben das so genannte glenohumerale Innenrotationsdefizit (GIRD, Glenohumeral Internal Rotation Deficit) als primäre Ursache von Schulterbeschwerden bei Überkopfsportlern beschrieben [2]. Die Theorie besagt, dass es durch eine Kontraktur der postero-inferioren Kapsel zu einer Verlagerung des glenohumeralen Kontaktpunktes nach postero-superior kommt und dann Impingementsymptomatik, SLAP-Läsionen und Knorpelschäden resultieren können. Die von Meister et al. [21] gefundene mikrotraumatische Instabilität wird von Burkhart als eine Pseudo-Laxität gesehen, bedingt durch den o.g. Mechanismus.

Die glenohumerale Innenrotation (GIR) hat die meiste Aufmerksamkeit erhalten, weil sie als Schlüssel zur normalen Kraftentwicklung identifiziert worden ist und auch die Kinematik bestimmt [2]. GIR ist in der Regel asymmetrisch zwischen beiden Schultern (auf der dominanten Seite der Werfer verringert). Dagegen wird die glenohumerale Außenrotation (GER) meistens nicht mit Verletzungen in Verbindung gebracht [2]. In der Regel ist die GER auf der dominanten Seite erhöht. Die gesamte Beweglichkeit (TROM = GIR + GER) ist ein nützliches Konzept, um besser zu verstehen, wie die Anpassungen bei der Beweglichkeit auftreten können und gibt frühzeitig Hinweise auf potenziell verletzungsgefährdete Änderungen der Rotation.

In einer Literaturübersicht wurde gezeigt, dass die TROM (➢ Abb. 1a+b) trotz unterschiedlicher GIR und GER zwischen dominanter und nicht-dominanter Schulter bei Überkopfsportlern gleich sein sollte [19]. Der Durchschnittswert für GER gemessen in 45° Abduktion betrug 102° für die dominante Schulter und 98° für die nicht-dominante Schulter. Bei der Messung von Baseball-Pitchern in 90° nahm die GER auf 132° für die dominante Schulter und 127° für die nicht-dominante Schulter zu, während die GIR 52° an der dominanten gegen 63° an der nicht-dominanten Seite betrug und somit ein TROM von 184° vs. 190° resultierte [35]. Zusammenfassend wurden somit keine signifikanten Unterschiede in TROM zwischen dominanter und nicht-dominanter Schulter gefunden. Trotz der dokumentierten Anwesenheit eines GIRD bei Werfern als physiologische Anpassung hat der Begriff GIRD oft eine negative Bedeutung, was bedeutet, dass jeder Seite-an-Seite-Verlust von IR als pathologisch gesehen wird und zukünftige Verletzungen begünstigen kann. Dies hat dazu geführt, dass jeder Sportler mit einem Verlust der IR eines Stretchingprogramms bedarf. Diese Vorgehensweise wird in letzter Zeit allerdings kontrovers diskutiert .

Neulich wurde eine neue Klassifikation des GIRD vorgestellt, wobei jetzt zwischen einem anatomischen GIRD (aGIRD) und pathologi-

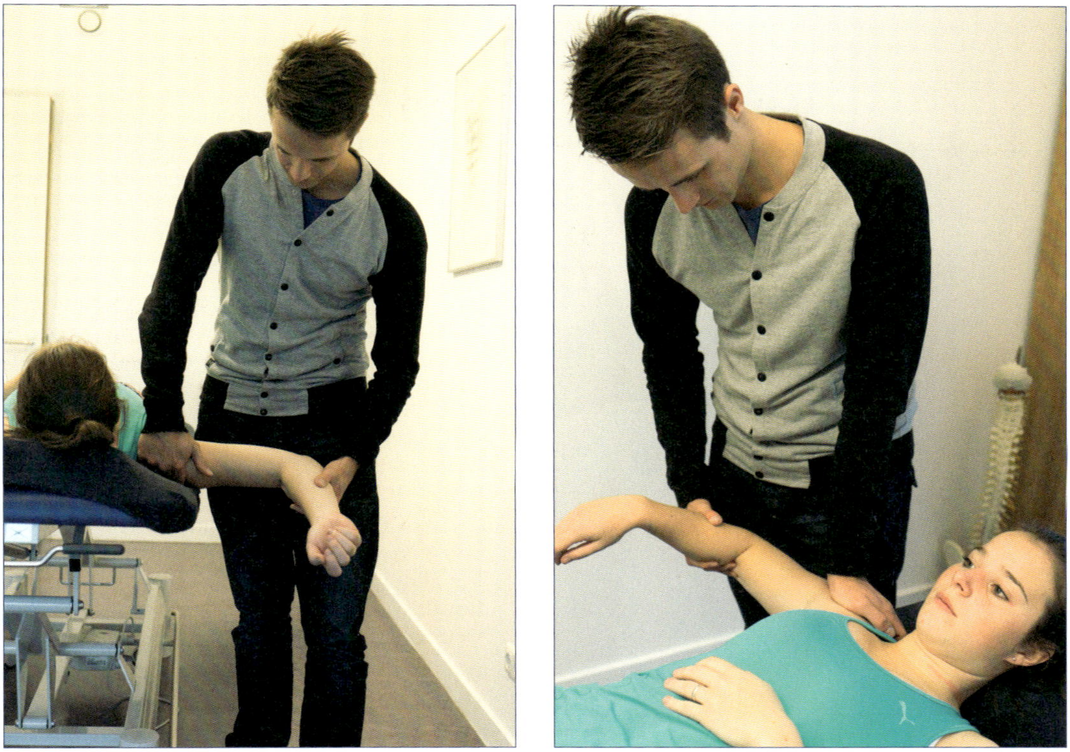

Abb. 1a + b. Bestimmung der Total Range of Motion (TROM).

schem GIRD (pGIRD) unterschieden wird [20]. Das aGird wird als physiologisch bezeichnet, wenn/weil es die sportliche Adaptation widerspiegelt, wobei der Verlust an GIR < 18–20° und die TROM symmetrisch sein sollten. Das pathologische GIRD (pGIRD) wird definiert, wenn das GIRD >18–20° oder auch ein Verlust von > 5° der TROM vorliegt [18]. Die Autoren scheinen den Verlust der TROM als problematischer zu sehen als den des GIRD. Wilk et al. fanden bei 362 gesunden Baseball-Pitchern ein TROM für die dominante Schulter von < 5° gegenüber der nicht-dominanten Schulter [35]. Neue Untersuchungen zeigten, dass ein Verlust der TROM > 5° prädiktiv ist für zukünftige Verletzungen [37]. Burkhart et al. haben berichtet, dass, solange das GIRD eines Sportlers kleiner oder gleich der Zunahme der GER ist, die Schulter ordnungsgemäß funktionieren würde [3]. Probleme können auftreten, wenn das Verhältnis des GIRD das vom GER überschreitet (GIRD: GER-Verhältnis > 1,0).

Präventive Maßnahmen zur Verbesserung der Beweglichkeit

Ziel ist hierbei, o. g. pathologische Veränderungen im Bewegungsspiel zu verbessern. Welche Werte normal und welche pathologisch sind, ist im Einzellfall schwierig und abhängig von Faktoren wie ausgeübter Sportart, Alter, Geschlecht und Jahre der Sportausübung. Manske et al. befürworten so genannte Total End Range Time (TERT)-Maßnahmen zur Verbesserung von signifikanten Defiziten der Beweglichkeit bei Sportlern [20, 21].

Die TERT-Maßnahmen beinhalten:

- Übungen für die gesamte kinetische Kette
- Warm-up für 10 Minuten
- Erstes TERT-Stretching (➢ Abb. 2) unter Anwendung von Wärme für 10–20 Minuten. Unmittelbar nach dem aktiven Warm-up folgt ein passives Warm-up, welches der erste Teil der „TERT“-Formel ist. Für das passive Aufwärmen wird eine externe

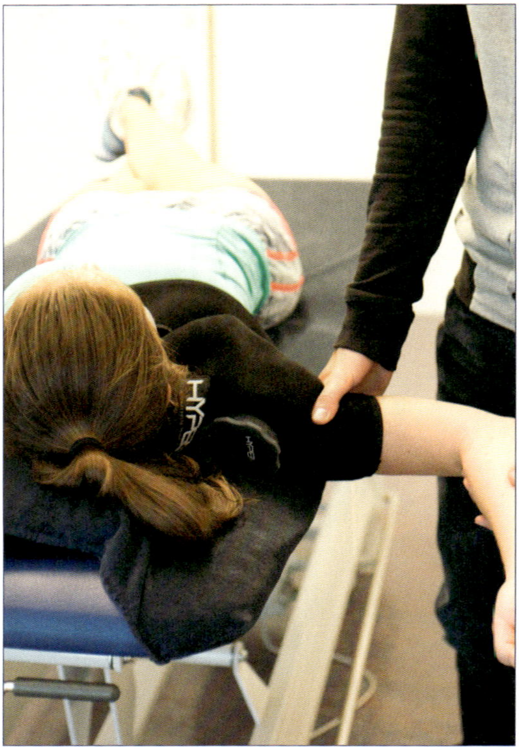

Abb. 2. Erstes ZERT-Stretching unter Anwendung von Wärme.

Wärmemodalität, wie Diathermie, Packungen oder Ultraschall verwendet. Die Schulter wird dabei ungefähr 20 Minuten in einer gedehnten Position gehalten. Aufgrund des Aufwandes und der Toleranz des Patienten wird dies oft für 10 Minuten durchgeführt.

- Manuelle Therapie mit lang andauernder Mobilisation mit geringer Intensität (Contract-Relax, Hold-Relax, Muscle-energy-Techniken): rhythmische Stabilisationsübungen zum Erhalt oder zur Verbesserung der erreichten Beweglichkeit. Die aktiven und passiven Warm-ups optimieren die Dehnbarkeit von Kollagen. Nach der Vorbereitung des Gewebes mit der Wärmemodalität werden manuelle Maßnahmen durchgeführt um den Umbau und die Neuausrichtung der Kollagenfasern in den neu gewonnenen ROM zu erhöhen.
- Zweites TERT-Stretching unter Anwendung von Kälte. Bei der Beendigung der manuellen Therapie wird die Schulter anschließend noch 20 Minuten statisch, unter Anwendung von Kryotherapie, gedehnt.
- Wichtiger Bestandteil ist, dass ZERT in das Hausübungsprogramm integriert wird. Eine effektive Übung zur Verbesserung der GIRD ist der so genannte Sleeper Stretch (➢ Abb. 3). Die GIR soll auch mittels Stretching durch horizontale Adduktion beübt werden (➢ Abb. 4). Diese Mobilisationstechnik kann sowohl vom Sportler selber als auch vom Therapeuten durchgeführt werden.

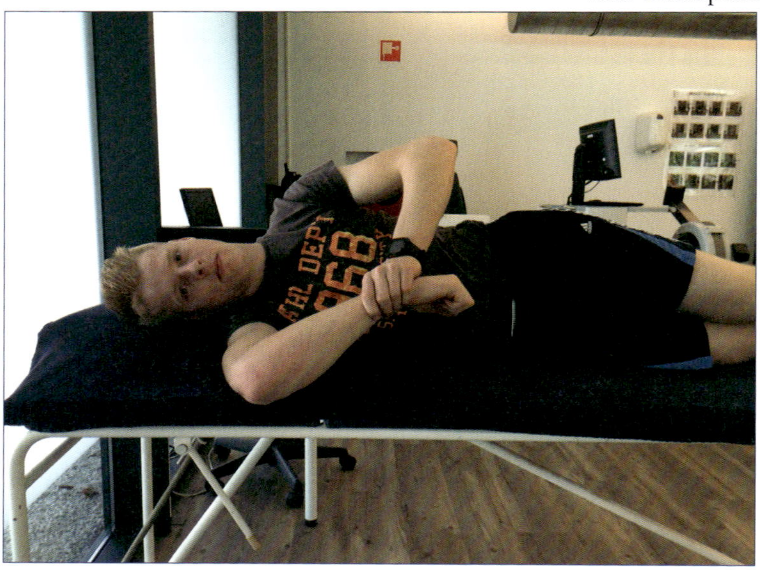

Abb. 3. Sleeper Stretch.

Insgesamt sollte der Sportler das TERT-Hausübungsprogramm 20 Minuten täglich ausführen, bis die Defizite behoben sind. Anschließend wird die Mobilisation nur nach einer Trainingseinheit durchgeführt, zur Erhaltung der Beweglichkeit. Es hat sich

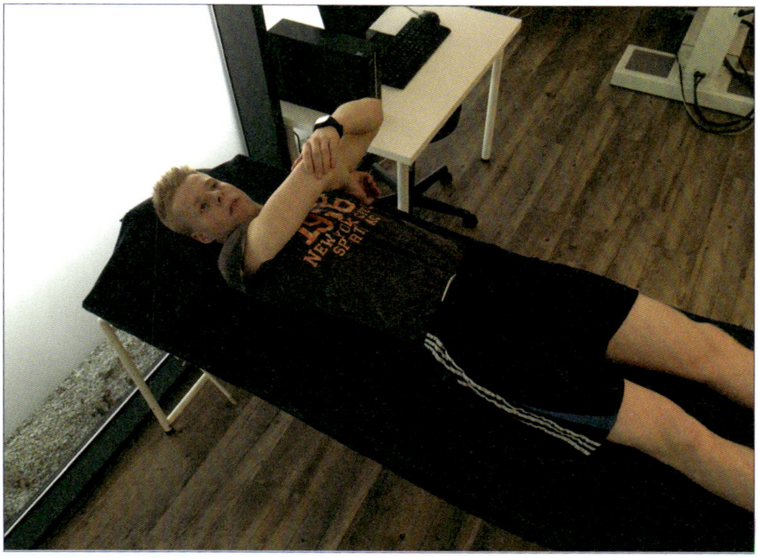

Abb. 4. Dehnung der hinteren Kapsel durch horizontale Adduktion.

nämlich gezeigt, dass die Beweglichkeit in den ersten 24 Stunden nach intensivem Werfen reduziert ist [32]. Es sei an dieser Stelle auch darauf hingewiesen, dass Änderungen der Beweglichkeit ebenso Folge knöcherner Adaptation sein können [28].

Körperhaltung

Eine fehlerhafte Körperhaltung kann zu Schulterbeschwerden führen, hier vor allem eine Vorwärtskopfhaltung, definiert als eine Nach-vorne-Neigung des Kopfes mit Überstreckung der Halswirbelsäule. Eine Studie hat gezeigt, dass eine Vorwärtskopfhaltung bei Patienten mit Schulterbeschwerden im Vergleich mit gesunden Probanden deutlich ausgeprägter ist [11]. Auch der Protraktion des Schultergürtels als Folge einer Verkürzung des M. pectoralis minor wird eine wichtige Rolle zugeschrieben [6]. Die Protraktion kann zu einer Muskeldysbalance des Mm. trapezius pars descendens und serratus anterior führen, welche zu einer Zunahme des anterioren Tlit der Skapula führt und somit ein subacromiales Impingement bei älteren Patienten begünstigt [23]. In einer Studie wurde gezeigt, dass nach 8-wöchigem Training bestehend aus Kräftigung der Mm. trapezius, rhomboidei und serratus anterior in Kombination mit einem Stretching des. M. pectoris minor und der zervikalen Extensoren als auch Selbstmobilisation der Wirbelsäule eine signifikante Reduzierung der Vorwärtsposition des Kopfes und Protraktion des Schultergürtels erreicht wurde [19].

Neuromuskuläre Dysbalancen der Rotatorenmanschettenmuskulatur

Neuromuskuläre Dysbalancen bezüglich der Maximalkraft und/oder der Kraftausdauer zwischen den Innen- und Außenrotatoren des Schultergelenkes können zu einer mangelhaften Zentrierung des Humeruskopfes in der Cavitas glenoidalis führen. Es sei jedoch darauf hin gewiesen, dass bei Überkopfsportlern immer Abweichungen von neuromuskulären Normwerten vorliegen. Sie sind notwendig, um den speziellen sportlichen Anforderungen bei Überkopfsportarten gerecht zu werden [10]. Bei Überkopfsportlern empfehlen sich isokinetische Tests mit Winkelgeschwindigkeiten von 60–180°/s der Außen- und Innenrotatoren in einer Schulterabduktion und einer Ellenbogenflexion von jeweils 90°. Wichtig dabei ist es immer zu berücksichtigen, dass es normative Daten bezüglich Sport, Geschlecht und Alter gibt, damit eine korrekte Interpretation der Tests [4] vorgenommen werden kann. Ob Kraftdefizite tatsächlich zu einem erhöhten Verletzungsrisiko führen, wird kontrovers diskutiert. So wurde in einer prospektiven Studie an der West Point Militärakademie kein Zusammenhang zwischen dem Entstehen einer anterioren Instabilität im Sinne einer Luxation und der isometrisch gemessenen Kraft der Rotatorenmanschette gefunden [33]. Andere Studien, mehr bezogen auf Überkopfsportarten, stellten dagegen einen Zusammenhang fest zwischen Kraftverlust der ARO und/oder ein ARO : IRO-Verhältnis [4]. Aufgrund der hohen Anforderungen bei Überkopfsportarten ergibt sich die Empfehlung ein Kräftigungsprogramm zu verschreiben. Übungen mit z. B. dem Theraband lassen sich sehr gut in das normale Kräftigungsprogramm einbauen.

Neuromuskuläre Dysbalancen der Skapulamuskulatur

Um die Normalfunktion des Schultergelenks bei Überkopfsportarten mit der nötigen Balance zwischen Stabilität und Mobilität sowie mit einem physiologischen Roll-Gleit-Mechanismus während den Schlag- und Wurfbewegungen zu gewährleisten, bedarf es einer exakt aufeinander abgestimmten Aktivität der glenohumeralen und skapulastabilisierenden Muskelgruppen [15]. Die Normalfunktion der Skapula ist für die Übertragung der kinetischen Energie der unteren Extremitäten über den Rumpf auf den Arm von entscheidender Bedeutung. Zu den wesentlichen Funktionsmuskeln der Skapula zählen vor allem M. serratus anterior, M. latissimus dorsi, Mm. rhomboidei, M. trapezius und M. levator scapulae [16]. Genügt die muskuläre Führung der Skapula nicht den hohen sportlichen Anforderungen, können unterschiedliche Probleme resultieren [13]:

1. Die Muskeln der Rotatorenmanschette verlieren an stabilisierendem Einfluss auf den Humeruskopf im Glenohumeralgelenk.
2. Eine verringerte Elevation der Skapula bei der Überkopfbewegung kann resultieren in einer subakromialen Kompression der Rotatorenmanschettenmuskeln bei Sportlern > 40 Jahre oder in einer Instabilität bei jüngeren Sportlern [18].
3. Durch eine eingeschränkte Retraktion der Skapulae in der Late-Cocking-Phase wird die notwendige Explosivität für die Beschleunigung beim Wurf bzw. Schlag reduziert, die sportliche Leistungsfähigkeit eingeschränkt.
4. Durch eine übermäßige Protraktion in der Beschleunigungsphase beim Wurf bzw. Schlag bewegt sich die Skapula verfrüht nach vorn unten und trägt so zum Impingement der subacromialen Strukturen bei älteren Sportlern bei.
5. Durch eine schlechte Koordination zwischen Pro- und Retraktion kann es über einen „Antetilt" – mit folglich Translation des Humeruskopfes nach vorn unten – zur verstärkten Spannung auf die vordere Gelenkkapsel und das Labrum kommen.
6. Durch Dysbalancen der Skapulamuskulatur wird die Entstehung eines postero-superioren Impingements begünstigt. Normalerweise vollzieht die Skapula bei der Überkopfbewegung eine ausreichende Retraktionsbewegung. Ist dies nicht der Fall, wird das über eine Hyperangulation der ARO kompensiert, was dann zu einem PSI führen kann.

Cools et al. stellten bei Überkopfsportlern mit Schulterbeschwerden erhöhte EMG-Latenzzeiten für den M. trapezius (pars ascendens) fest [7]. Yamashita et al. konnten bei einem künstlich erzeugten Entzündungzustand im Glenohumeralgelenk signifikante Änderungen der mechanosensitiven Aktivität der Rotatorenmanschettenmuskulatur feststellen [38]. Beide Untersuchungen deuten darauf hin, dass neuromuskuläre Veränderungen eher die Folge von Über- und Fehlbelastungen sowie von Verletzungen als ihre Ursache sind. Die Bedeutung der Skapuladyskinesie wird aber noch kontrovers diskutiert, gerade weil gesunde Überkopfsportler auch häufig eine Dyskinesie ohne Beschwerden haben [29]. Neulich wurde in einer prospektiven Studie kein Zusammenhang zwischen Skapuladyskinesie und dem Entstehen einer Schulterverletzung gefunden [26]. Allerdings ist der genaue Zusammenhang zwischen Schulterblattposition und Verletzungen nicht bekannt. Die Frage, ob es sich bei Abweichungen des neuromuskulären Funktionszustandes um *Ursache oder Folge* des pathologischen Geschehens handelt, ist bislang nicht beantwortet [15]. Wohl ist bekannt, dass Patienten mit Schulterbeschwerden häufig eine Skapuladyskinesie haben und dies auch erfolgreich behandelt werden kann [18]. Es ist leider nicht bekannt, ob die Korrektur von Dyskinesie eine wirksame Präventionsmaßnahme von Verletzungen ist [12].

Fehlerhafte und belastende sportliche Techniken

Fehlerhafte Techniken, z. B. beim Tennisaufschlag, können zur Leistungsminderung aber auch zur Überlastung der statischen und dynamischen Schulterstabilisatoren führen und somit die Entwicklung einer mikrotraumatischen Instabilität, PSI, RM- und SLAP-Läsion begünstigen. Messungen haben ergeben, dass nur 50 % der zur Armbeschleunigung beim Wurf oder Schlag benötigten Kraft aus der Armmuskulatur generiert wird. Die übrigen 50 % werden durch Aktivität der Muskulatur von unteren Extremitäten und Rumpf rekrutiert und über die Skapula als Transmitter in den Arm transferiert. Elliot etal. wiesen darauf hin, daß eine unzureichende Flexion im Kniegelenk (<10 Grad) beim Tennisaufschlag zu einer Belastungserhöhung der schulterspezifischen Strukturen um 15–23 % führt (Elliott, Fleisig et al. 2003). Hohe Belastungen des Schultergelenkes wurden z. B auch festgestellt beim Cross-court-Spike beim Volleyball [25]. Im Aufbau nach einer Verletzung wird daher empfohlen den Spike erst entlang der Linie zu beüben. Beim Baseball können folgende Faktoren zu einer zusätzlichen Belastung des Schultergelenkes führen: eine offene Fußstellung, zu viel oder zu wenig Schulter ARO, schlechtes Timing zwischen Rotation vom Becken und Oberkörper und Abweichungen des Schulterabduktionswinkels von 90° beim Werfen [9].

Bei den obengenannten Sportarten ist es wichtig, auf die richtige Technik zu achten. Der Sportler muss bei korrekter Technik die gesamte kinetische Kette einsetzen, sonst kommt es unwillkürlich zur Überlastung, wenn der fehlende Einsatz von Beine und Rumpf durch den Arm kompensiert werden soll [12]. Die klinische Bewertung von Flexibilität und Kraft in den proximalen kinetischen Kettensegmenten können bei der Aufdeckung von Defiziten hilfreich sein. Gute Screening-Untersuchungen für Hüft-/Bein-Fähigkeit sind die Einbeinige Stabilität und der Kniebeugetest [14]. Im Falle von Defiziten sollte dies mit entsprechendem Training erhoben werden. Wichtig ist die mögliche Bogenspannung der Wirbelsäule, eine reduzierte Spannung kann zu einer Veränderung der Schlag- bzw. Wurfbewegung führen und somit zur Überlastung.

Präventiver Schulter-Checkup

Mittels der folgenden kurzen Untersuchung, bestehend aus Beurteilung von Rumpfstabilität (FMS), Schulterbeweglichkeit, skapulothorakalem Rhythmus und Muskelfunktionstests soll standardisiert innerhalb von ca. 20 Minuten die wichtigsten Defizite beim Schultersportler gefunden werden.

Beurteilung der core stability/kinetischen Kette mittels FMS

Der Functional Movement Screen (FMS; Cook 2006) ist, einfach ausgedrückt, ein Einteilungs- und Beurteilungssystem, welches Bewegungsmuster aufzeichnet, die die Grundlage für funktionale, d.h. natürliche Bewegung, bilden. Ziel des FMS ist es, Asymmetrien, Dysbalancen und Schwachstellen im Körper der Testperson aufzudecken. Grundlage hierfür bilden 7 verschiedene Bewegungsübungen, die allesamt dem alltäglichen Leben entnommen wurden. Jeder Mensch sollte sie korrekt, d. h. ohne Ausweichbewegungen oder Schmerzen, durchführen können. So gibt z. B. die Testung einer tiefen Reißkniebeuge Aufschluss über die Beweglichkeit der Sprung-, Knie-, Hüft- und Schultergelenke, während gleichzeitig die Stabilität des Rumpfes beurteilt wird.

Die 7 Standardübungen des FMS

1. Tiefe Überkopfkniebeuge (Deep Squat),
2. über eine Hürde steigen (Hurdle Step),
3. Ausfallschrittkniebeuge,
4. Schulterbeweglichkeit,
5. Gestrecktes Beinheben in Rückenlage,
6. Rumpfstabilitäts-Liegestütz,
7. Rotationsstabilität im Vierfüßlerstand.

Der FMS generiert den Functional Movement Screen Score, welcher eingesetzt wird, um Problembereiche anzugehen und um Fortschritte zu dokumentieren.

Die Bewertung folgt aus:

- kompletter Bewegung ohne Kompensation: 3 Punkte
- kompletter Bewegung mit Abweichung oder Kompensation: 2 Punkte
- unvollständiger Bewegung: 1 Punkt

- Schmerzen beim „Clearing-Test" oder während des Tests selbst: 0 Punkte

Insgesamt können 21 Punkte erreicht werden. Fünf der Bewegungsmuster werden jeweils mit der linken und rechten Seite ausgeführt. Für die Beurteilung der Symmetrie und für den Re-Test nach der Intervention sind die Werte beider Seiten relevant, für die Gesamtpunktzahl aber lediglich der der schlechteren. Treten Schmerzen auf, geht der Test, unabhängig von der Qualität der Ausführung, mit 0 Punkten in die Bewertung ein. Chorba et al. untersuchten weibliche College-Athleten und stellten fest, dass diejenigen, die weniger als 14 auf der FMS erzielten, ein ungefähr vierfach erhöhtes Risiko (Odds-Ratio 3,85 bis 4,58) hatten, Verletzungen der unteren Extremität im Verlauf einer Saison zu erleiden [5]. Es bestand eine signifikante Korrelation zwischen Low-Scoring-Athleten und Verletzungen ($p = 0,021$, $r = 0,76$). Das deutet darauf hin, dass die FMSTM möglicherweise in der Lage ist, erfolgreich vorauszusagen, welche Sportler anfällig für Verletzungen wären.

Beurteilung der Schulterbeweglichkeit

Der Sportler sollte in Rückenlage auf einer flachen, ebenen Oberfläche auf der Liege positioniert werden. Der Humerus ist auf der Oberfläche mit dem Ellenbogen bei 90° unterstützt mit dem Arm auf einem Polster in der Ebene der Skapula gelagert. Folgende (knöcherne) Landmarken sollten vor der Platzierung des Goniometers identifiziert werden: der Drehpunkt zum Olecranon des Ellenbogens und zum Arm sollten senkrecht zur Liege stehen. Der Humerus wird dann passiv in Richtung der GIR zu dem Punkt bewegt, wo keine zusätzliche Bewegung mehr auftritt, es sei denn, dass sich die Skapula mit in Richtung der Protraktion bewegt.

Zur Bestimmung der GER wird ein ähnliches Verfahren verwendet. Das Ausmaß der GER wird definiert an dem Punkt, bei dem der Physiotherapeut Widerstand erfährt und/oder die Skapula sich in Richtung der Retraktion bewegt. TROM wird dann berechnet als GIR zuzüglich GER für beide Schultern (➢ Abb. 1a+b).

Beurteilung des scapulothorakalen Rhythmus nach McGlure [22, 26] (➢ Abb. 5)

Normaler skapulothorakaler Rhythmus: Das Schulterblatt ist mit minimaler Bewegung stabil während der ersten 30 bis 60 von scapulohumeraler Elevation, dreht sich kontinuierlich nach oben bei der Elevation und wieder gleichmäßig und kontinuierlich nach unten, während der Oberarm in Richtung der Neutralstellung ist. Es gibt kein Abkippen der Skapula.

Skapuladyskinesie: Eine oder beide der folgenden Bewegungsstörungen können vorhanden sein.

Rhythmusstörungen: Das Schulterblatt zeigt vorzeitige oder übermäßige Elevation oder Protraktion, ungleichmässige Bewegung während der Elevation und/oder bei der Bewegung nach unten in Richtung Neutralstellung.

Winging: Der mediale Rand und/oder untere Winkel des Schulterblattes sind nach hinten weg von der hinteren Brustkorb verschoben.

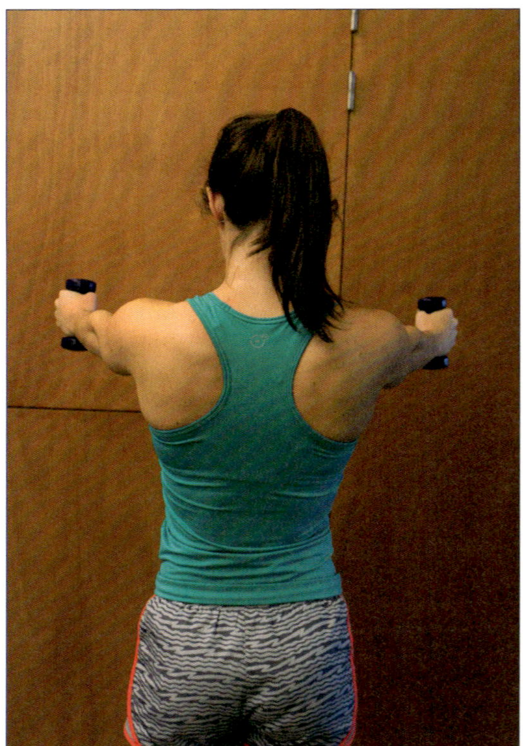

Abb. 5. Beurteilung des skapulothorakalen Rhythmus.

Rating Scale

Jede Testbewegung (Flexion und Abduktion) wird bewertet als:

a) normale Bewegung: keine Hinweise auf Anomalie,
b) subtile Anomalie: milde oder fragwürdige Beweise der Anomalie, nicht konsequent vorhanden,
c) offensichtliche Anomalie: markante, klar ersichtliche Anomalie bei mindestens 3 von 5 Wiederholungen.

Abschließende Bewertung, die auf wiederholten Testbewegungen basiert.

Normal: Beide Testbewegungen werden als normal bewertet oder eine Richtung wird als normal und die andere mit subtiler Abnormität bewertet.

Subtile Anomalie: Sowohl Flexion und Abduktion werden als subtile Anomalien bewertet.

Offensichtliche Anomalie: Entweder Flexion oder Abduktion ist als abnormal bewertet.

Muskeltests: Verkürzung des M. pectoralis minor

Test in Rückenlage: Der Abstand gemessen von der Liege zu der posterolateralen Ecke des Akromions. Der Test wird 3-mal durchgeführt und der Durchschnittswert notiert [17].

Ausblick

Schulterverletzungen beim Überkopfsportler haben multifaktorielle Ursachen, wobei neuromuskuläre Dysbalancen der Rotatorenmanschetten- und Skapulamuskulatur, Technikfehler und Instabilität des Schultergelenkes eine wichtige Rolle in der Pathogenese mikrotraumatischer Schäden spielen. Diese Erkenntnisse sind meist aus retrospektiven Studien erhoben worden und müssen in der Zukunft mittels prospektiv-randomisierter Studien überprüft werden. Wichtig erscheint, dass beim gesunden Überkopfsportler in regelmäßigen Abständen sportliche und sportmedizinische Untersuchungsverfahren durchgeführt werden, um frühzeitig, durch Anwendung präventiver Maßnahmen Verletzungen zu verhindern.

Literatur

1. Bahr R, Krosshaug T (2005). Understanding injury mechanisms: a key component of preventing injuries in sport. British journal of sports medicine 39 (6): 324–329.
2. Burkhart SS, Morgan CD, Kibler WB (2003). The disabled throwing shoulder: spectrum of pathology Part I: pathoanatomy and biomechanics. Arthroscopy 19 (4): 404-420.
3. Burkhart SS, Morgan CD, Kibler WB (2003). The disabled throwing shoulder: spectrum of pathology Part III: The SICK scapula, scapular dyskinesis, the kinetic chain, and rehabilitation. Arthroscopy 19 (6): 641–661.
4. Byram IR, Bushnell BD, Dugger K, Charron K, Harrell FE, Jr., Noonan TJ (2010). Preseason shoulder strength measurements in professional baseball pitchers: identifying players at risk for injury. American journal of sports medicine 38 (7): 1375–1382.
5. Chorba RS, Chorba DJ, Bouillon LE, Overmyer CA, Landis JA (2010). Use of a functional movement screening tool to determine injury risk in female collegiate athletes. North American journal of sports physical therapy : NAJSPT 5 (2): 47–54.
6. Cools AM, Struyf F, De Mey K, Maenhout A, Castelein B, Cagnie B (2014). Rehabilitation of scapular dyskinesis: from the office worker to the elite overhead athlete. British journal of sports medicine 48 (8): 692–697.
7. Cools AM, Witvrouw EE, De Clercq GA, Danneels LA, Willems TM, Cambier DC, Voight ML (2002). Scapular muscle recruitment pattern: electromyographic response of the trapezius muscle to sudden shoulder movement before and after a fatiguing exercise. Journal of orthopaedic and sports physical therapy 32 (5): 221–229.
8. Fleisig GS, Andrews JR, Dillman CJ, Escamilla RF (1995). Kinetics of baseball pitching with implications about injury mechanisms. American journal of sports medicine 23 (2): 233–239.
9. Fortenbaugh D, Fleisig GS, Andrews JR (2009). Baseball pitching biomechanics in relation to injury risk and performance. Sports health 1 (4): 314–320.
10. Gokeler A, Lehmann M, Knopf E, Freiwald J (2003). [Current concepts in the diagnosis and rehabilitation of the shoulder in overhead athletes.] Sportverletzung Sportschaden : Organ der Gesellschaft fur Orthopadisch-Traumatologische Sportmedizin 17 (1): 15–20.

11. Greenfield B, Catlin PA, Coats PW, Green E, McDonald JJ, North C (1995). Posture in patients with shoulder overuse injuries and healthy individuals. Journal of orthopaedic and sports physical therapy 21 (5): 287–295.

12. Kibler WB, Kuhn JE, Wilk K, Sciascia A, Moore S, Laudner K, Ellenbecker T, Thigpen C, Uhl T (2013). The disabled throwing shoulder: spectrum of pathology-10-year update. Arthroscopy 29 (1): 141–161 e126.

13. Kibler WB, McMullen J (2003). Scapular dyskinesis and its relation to shoulder pain. Journal of the American Academy of Orthopaedic Surgeons 11 (2): 142–151.

14. Kibler WB, Press J, Sciascia A (2006). The role of core stability in athletic function. Sports medicine 36 (3): 189–198.

15. Kibler WB, Sciascia AD (2013). Introduction to the Second International Conference on Scapular Dyskinesis in Shoulder Injury—the 'Scapular Summit' Report of 2013. British journal of sports medicine 47 (14): 874.

16. Kibler WB, Sciascia AD, Uhl TL, Tambay N, Cunningham T (2008). Electromyographic analysis of specific exercises for scapular control in early phases of shoulder rehabilitation. American journal of sports medicine 36 (9): 1789–1798.

17. Lewis JS, Valentine RE (2007) The pectoralis minor length test: a study of the intra-rater reliability and diagnostic accuracy in subjects with and without shoulder symptoms. BMC musculoskeletal disorders 8: 64.

18. Ludewig PM, Reynolds JF (2009). The association of scapular kinematics and glenohumeral joint pathologies. Journal of orthopaedic and sports physical therapy 39 (2): 90–104.

19. Lynch SS, Thigpen CA, Mihalik JP, Prentice WE, Padua D (2010). The effects of an exercise intervention on forward head and rounded shoulder postures in elite swimmers. British journal of sports medicine 44 (5):376–381.

20. Manske R, Ellenbecker T (2013). Current concepts in shoulder examination of the overhead athlete. International journal of sports physical therapy 8 (5): 554–578.

21. Manske R, Wilk KE, Davies G, Ellenbecker T, Reinold M (2013). Glenohumeral motion deficits: friend or foe? International journal of sports physical therapy 8 (5): 537–553.

22. McClure PW, Michener LA, Karduna AR (2006). Shoulder function and 3-dimensional scapular kinematics in people with and without shoulder impingement syndrome. Physical therapy 86 (8): 1075–1090.

23. McClure PW, Michener LA, Karduna AR (2006) Shoulder function and 3-dimensional scapular kinematics in people with and without shoulder impingement syndrome. Physical therapy 86 (8): 1075–1090.

24. Meister K (2000). Internal impingement in the shoulder of the overhand athlete: pathophysiology, diagnosis, and treatment. American journal of orthopedics 29 (6): 433–438.

25. Mitchinson L, Campbell A, Oldmeadow D, Gibson W, Hopper D (2013). Comparison of upper arm kinematics during a volleyball spike between players with and without a history of shoulder injury. Journal of applied biomechanics 29 (2): 155–164.

26. Myers JB, Oyama S, Hibberd EE (2013). Scapular dysfunction in high school baseball players sustaining throwing-related upper extremity injury: a prospective study. Journal of shoulder and elbow surgery 22 (9): 1154–1159.

27. Neer CS, 2nd (1972). Anterior acromioplasty for the chronic impingement syndrome in the shoulder: a preliminary report. The Journal of bone and joint surgery American volume 54 (1): 41–50.

28. Oyama S, Hibberd EE, Myers JB (2013). Changes in humeral torsion and shoulder rotation range of motion in high school baseball players over a 1-year period. Clinical biomechanics 28 (3): 268–272.

29. Oyama S, Myers JB, Wassinger CA, Daniel Ricci R, Lephart SM (2008). Asymmetric resting scapular posture in healthy overhead athletes. Journal of athletic training 43 (6): 565–570.

30. Reeser JC, Joy EA, Porucznik CA, Berg RL, Colliver EB, Willick SE (2010). Risk factors for volleyball-related shoulder pain and dysfunction. PM & R : the journal of injury, function, and rehabilitation 2 (1): 27–36.

31. Reid M, Elliott B, Alderson J (2007). Shoulder joint loading in the high performance flat and kick tennis serves. British journal of sports medicine 41 (12): 884–889; discussion 889.

32. Reinold MM, Wilk KE, Macrina LC, Sheheane C, Dun S, Fleisig GS, Crenshaw K, Andrews JR (2008). Changes in shoulder and elbow passive range of motion after pitching in professional baseball players. American journal of sports medicine 36 (3): 523–527.

33. Roach CJ, Cameron KL, Westrick RB, Posner MA, Owens BD (2013). Rotator Cuff Weakness Is Not a Risk Factor for First-Time Anterior Glenohumeral Instability. Orthopaedic Journal of Sports Medicine 1 (1).

34. Walch G, Boileau P, Noel E, Donell ST (1992). Impingement of the deep surface of the supraspinatus tendon on the posterosuperior glenoid rim: An arthroscopic study. Journal of shoulder and elbow surgery 1 (5): 238–245.

35. Wilk KE, Macrina LC, Arrigo C (2012). Passive range of motion characteristics in the overhead baseball pitcher and their implications for rehabilitation. Clinical orthopaedics and related research 470 (6): 1586–1594.

36. Wilk KE, Macrina LC, Cain EL, Dugas JR, Andrews JR (2012). Rehabilitation of the Overhead Athlete's Elbow. Sports health 4 (5): 404–414.

37. Wilk KE, Macrina LC, Fleisig GS, Porterfield R, Simpson CD, 2nd, Harker P, Paparesta N, Andrews JR (2011). Correlation of glenohumeral internal rotation deficit and total rotational motion to shoulder injuries in professional baseball pitchers. American journal of sports medicine 39 (2): 329–335.

38. Yamashita T, Minaki Y, Takebayashi T, Sakamoto N, Ishii S (1999). Neural response of mechanoreceptors to acute inflammation in the rotator cuff of the shoulder joint in rabbits. Acta orthopaedica Scandinavica 70 (2): 137–140.

Korrespondenzadresse

Dr. Alli Gokeler
Center for Human Movement Sciences / University of Groningen
Antonius Deusinglaan 1
9713 AV Groningen
Netherlands
E-Mail: a.gokeler@rug.nl

Rehabilitation und Return to Play nach operativer Stabilisierung

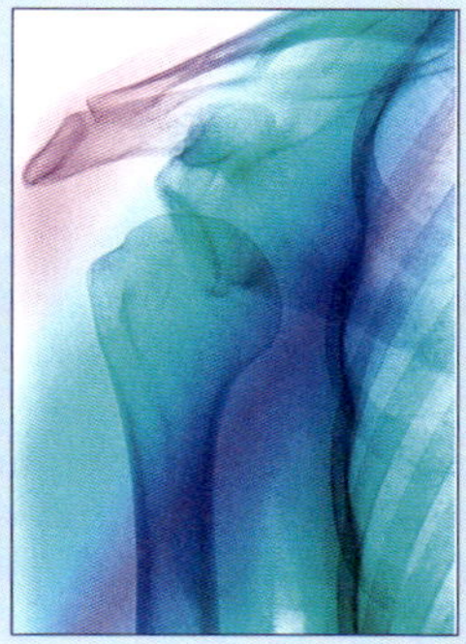

Alli Gokeler, Stefan Greiner, Michael Krüger-Franke, Olivier Miltner, Thomas Tischer, Victor Valderrabano

Ziel der Rehabilitation nach einer operativen Schulterstabilisierung ist zum einen, den Heilungsprozess optimal zu unterstützen und zum anderen den Sportler so schnell als möglich aber auch so sicher wie möglich wieder in den Sport zurück zu bringen. Die Rehabilitation wird in 3 Phasen eingeteilt [6], der Übergang in die nächste Rehabilitationsphase erfolgt erst, wenn festgelegte Kriterien erfüllt sind. Die einzelnen Phasen, Zeiträume und Schwerpunkte sind individuell für jeden Patienten festzulegen. Hierzu ist eine gute Kommunikation zwischen Operateur und Physiotherapeut sehr wichtig.

Phase 1: Akute Phase (0 bis ca. 6 Wochen)

In dieser Phase erfolgt die Einheilung der kapsulo-labralen Strukturen. Dabei steht die Mobilisation des Schultergelenkes im Rahmen des vom Operateur erlaubten Bewegungsausmaßes im Vordergrund [5, 20]. Grundsätzlich sollte der behandelnde Physiotherapeut mit der OP-Technik und der Biomechanik des Schultergelenkes, in Bezug auf die Anspannung verschiedener Kapselanteile in Abhängigkeit von der Armposition, vertraut sein, um keine iatrogene Schädigung während der Heilungsphase zu provozieren.

Aus Tierversuchen ist bekannt, dass eine Bankart-Läsion im Tiermodell vier Wochen bis zur biologischen Einheilung braucht [1]. Die durchschnittlichen Kräfte, welche von erfahrenen Therapeuten während der Mobilisation ausgeübt werden, betragen zwischen 18 und 38 N [10]. Diese Daten deuten darauf hin, dass eine frühzeitigere postoperative Rehabilitation erlaubt werden kann als gegenwärtig angenommen [4, 14]. Somit sollte ein geeignetes Rehabilitationsprogramm individuell in Abhängigkeit von Größe und Lokalisation der Schädigung (vom Operateur) entwickelt werden. Das Konzept wird klinisch auch als „restrictive motion" Phase beschrieben, das heißt die Schulter wird mobilisiert ohne das operative Gebiet zu gefährden [19]. Liegt zum Beispiel eine klassische Bankart-Läsion von 6 Uhr bis 2.30 Uhr vor mit Z. n. Fadenankerstabilisierung, dann führt die ARO mit dem adduzierten Arm zu einer Belastung von bis zu 5.3 N auf die Kapsel-Labrum-Strukturen [14]. Eine zu aggressive Mobilisierung sollte grundsätzlich vermieden werden, d. h. ARO < 20 in den ersten 2 Wochen. Im allgemeinen erzielen häufigere, sanftere Mobilisationen weit bessere Ergebnisse als die gelegentliche, aggressive Mobilisierung [15].

Besonderes Augenmerk ist auf die frühzeitige Skapulazentrierung zu richten. In Kombination mit einer optimalen Rumpfstabilisation und -aufrichtung (Core-Training), inklusive eines später zu integrierenden Trainingsprogramms für die Rotatorenmanschette, bildet sie die Grundlage für die spätere Wiederherstellung der Gelenkfunktion. Die Aktivierung der periartikulären Schultermuskulatur beginnt mit submaximalen, schmerzfreien isometrischen Übungen. Im Rahmen skapulaspezifischer Bewegungsmuster (Protraktion, Retraktion, Elevation und Depression) werden in Seitenlage taktile Reize durch den Therapeuten gesetzt. Der Fokus dieser Übungen liegt auf dem koordinativen

Aspekt [7]. Ziel ist es dem Patienten, aufgrund des taktilen Feedbacks, eine bessere Kontrolle seiner Skapulabewegungen und deren Stellung zu vermitteln.

Der Sportler wird auch angehalten, seine generelle aerobe und anaerobe Ausdauer durch ein geeignetes Training zu erhalten. Darüber hinaus wird die Kräftigung der Rumpf- und unteren Extremitätenmuskulatur in den Rehabilitationsprozess integriert, da diese Muskelgruppen ungefähr 50 % der nötigen Kraft zur Armbeschleunigung beim Wurf oder Schlag zur Verfügung stellen.

Ziele:

- Sicherstellung der Gewebeheilung
- Reduzierung der Schmerzen des (peri-)artikulären Gewebes
- Wiederherstellung einer funktionellen Beweglichkeit für ADL (im Rahmen der vom Operateur vorgegebenen Einschränkungen)
- Verhindern einer progressiven Muskelatrophie
- Erhalt der aeroben und anaeroben Ausdauer
- Core-Training / Kräftigung der unteren Extremitäten

Maßnahmen:

- Eis- bzw. Wärmeapplikation
- Nichtsteroidale Antiphlogistika
- Mobilisierung der Schulter ARO < 20, Flexion und Abduktion bis 60 bis 4. Woche, danach ARO 20–45, Flexion und Abduktion bis 90
- Aktivierung der Skapulamuskulatur
- Kräftigung von Rumpf und unteren Extremitäten
- Kardiovaskuläres Training

Kriterien für Übergang in Phase 2:

- Passive Beweglichkeit: ARO in Adduktion > 20°, Flexion > 90°
- VAS Schmerzen <2/10
- Patient ist in der Lage die Skapulamuskulatur zu aktivieren

Phase 2: Zwischenphase (7 bis ca. 12 Wochen)

Mobilisations- und Dehnungsübungen in dieser Phase sollen zur Normalisierung der Schultergelenkbeweglichkeit führen, ohne eine erneute Schädigung des Kapsel-Bandapparates zu bewirken.

Häufig zeigen sich noch bestehende Skapuladyskinesien (v. a. bei der Untersuchung der Armelevation), so dass hier nun ein intensives Training mit der Aktivierung der Skapulamuskeln erfolgen muss, um eine stabile Plattform für den Humeruskopf zu erzeugen. Die empirischen Daten der Autoren lassen keine Systematik hinsichtlich einer Korrelation zwischen Dyskinesietyp (nach Kibler) und Pathologie zu [11]. Des Weiteren ist es klinisch nicht immer eindeutig, welche Muskeln für die Dyskinesie verantwortlich sind. Aufgrund wissenschaftlicher Untersuchungen sind meist die Mm. trapezius pars descendens et ascendens, deltoideus und serratus anterior betroffen [2].

Wenn vorhanden, kann eine EMG-Analyse dieser Muskeln in Bezug auf Timing und Aktivitätsniveau im Seitenvergleich weitere wichtige Informationen liefern. Anhand dieser Messung kann ein individuelles Trainingsprogramm für den Patienten optimiert werden. Die entsprechend geschwächten Muskeln, meist Mm. trapezius pars ascendens und serratus anterior, werden im Folgenden dann spezifisch trainiert. Anfangs erhält der Patient während der Übungen auch ein EMG-Feedback um die Voraussetzungen für das motorische Lernen zu verbessern. Hierdurch wird das individuelle Gefühl der normalen skapulothorakalen Rhythmik wieder erlernt. Der Patient erhält Anweisungen mit einem externen Aufmerksamkeitsfokus, d. h. die Anweisung richtet sich nach dem Resultat der Bewegung, z. B. Balken auf dem Monitor der EMG-Aktivität (➢Abb. 1). Die häufig in der Physiotherapie angewendeten Anweisungen enthalten einen internen Aufmerksamheitsfokus, verzögern oder verhindern sogar eher den Lernprozess [3]. In einer 2012 veröffentlichten systematischen Literaturübersicht wurde gezeigt, dass Anweisungen mit einem externen Fokus zu einem besseren und schnelleren Erlernen einer motorischen Fähigkeit führen [21].

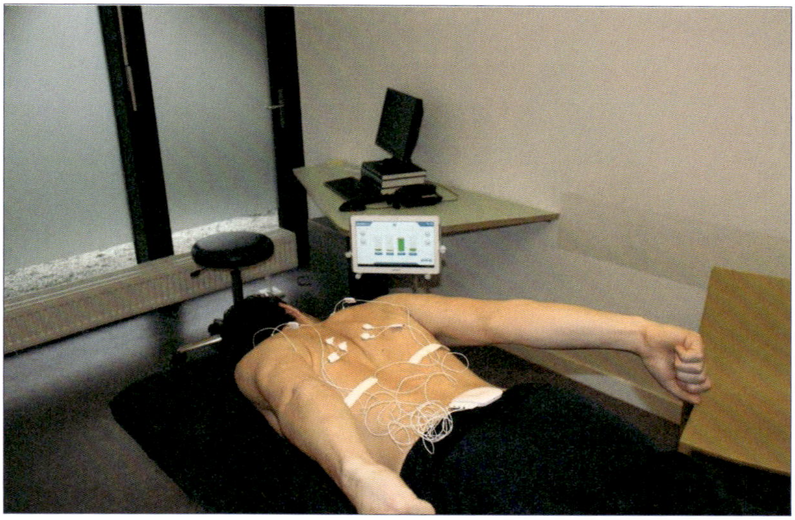

Abb. 1. Bewegungsanbahnung der Skapula mit EMG-Feedback.

Besondere Bedeutung kommt somit der Entwicklung der Koordination zu. Ziel des sensomotorischen Trainings ist das Erreichen der stabilisierenden Feinkoordination. Dieses sensomotorisch akzentuierte Training sollte daher am Anfang einer Therapie (Trainingseinheit) stehen, bevor zunehmende Ermüdung die Beübung der Feinkoordination erschwert. Besonderer Fokus sollte auf die Motivation des Patienten gerichtet werden. Der Therapeut muss immer darauf achten, dass bei der gezielten Entwicklung der sensomotorischen Fähigkeiten die Motivation, Wachheit und gerichtete Aufmerksamkeit vorhanden sind. Als Lernstimulus kann die ständige Bekanntgabe der Bewegungs- und Lernresultate dazu beitragen, die Motivationslage und damit die Lernleistung hoch zu halten und zu steigern. Der zeitliche Rahmen der Einheit sollte 10–20 Minuten betragen.

Die Übungen werden unter axialer Gewichtsbelastung des Schultergelenkes durchgeführt, um eine Kompression des Humeruskopfes in Richtung des Glenoids zu erzeugen. Dieser auch als „Concavity Compression Factor" beschriebene Effekt verringert durch Erhöhung der passiven Stabilität im Gelenk die Belastung der Kapselbandstrukturen [9]. Dies kann zusätzlich mit EMG-Feedback unterstützt werden. Sehr bewährt haben sich modifizierte Liegestützübungen. Um die Gefahr einer Dehnung der vorderen Kapsel bzw. die Gefahr eines Impingements zu reduzieren, wird ein so genanntes Push-up-Plus ausgeführt, wobei mit gestrecktem Ellenbogen eine Skapulaprotraktion erzeugt wird (➢ Abb. 2). Im weiteren rehabilitativen Verlauf folgen dynamische Stabilitätsübungen, die durch den Einsatz von

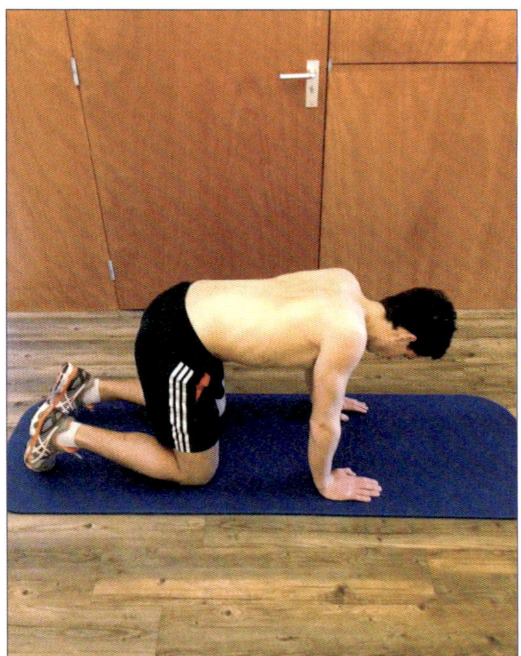

Abb. 2. Push-up-Plus-Übung.

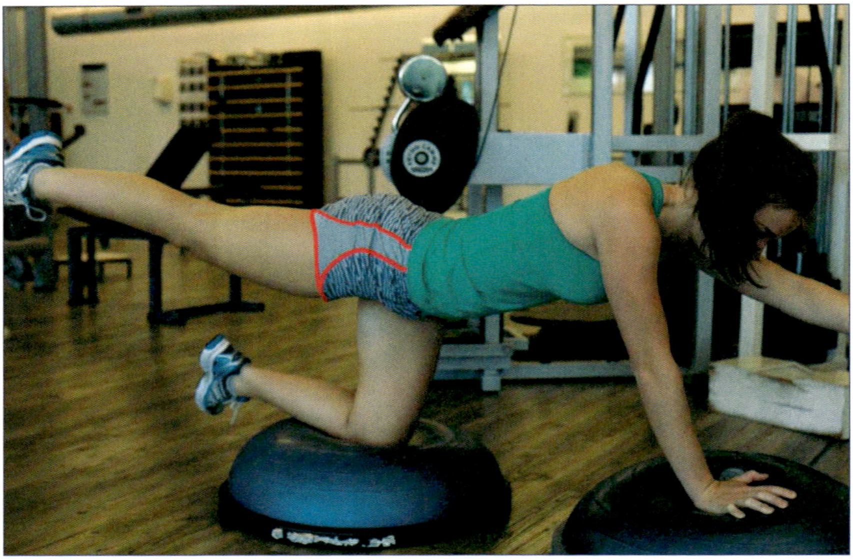

Abb. 3. Superman-Übung auf dem BOSU.

instabilen Unterlagen, wie z. B. Ball oder Kreisel, erschwert werden können (➢Abb. 3).

In den Pausen werden wenige (1–2) Informationen bevorzugt positiv an den Patienten gerichtet. Verteiltes Lernen und Üben zu Beginn des rehabilitativen Trainings haben sich als Lernstrategie bewährt. Ständige Wiederholungen erlauben eine genaue Zielorientierung.

Das Krafttraining ist anfangs gekennzeichnet durch hohe Wiederholungszahlen bei niedrigen Intensitäten. Bei stabiler Anbindung der Skapula an den Thorax wird mit Übungen in der offenen Kette für die Innen- und Außenrotatoren der Rotatorenmanschette aus 0° Abduktion begonnen, wobei die Ausgangsstellung nach einigen Wochen beschwerdefreien Trainings auf eine 45°–60° Abduktionsposition erweitert werden kann. Die weitere Aktivierung der Skapulamuskulatur kann auch mit Geräten, wie der Rudermaschine, fortgeführt werden.

Vorteile des gerätegestützten Trainings:

- reduzierte Verletzungsgefahr durch vorgegebene Bewegungsbahnen
- Vereinfachung von Bewegungsabläufen durch geführte Bewegungen
- „isoliertes“ Training durch selektierte Bewegungsfunktionen (v. a. im „offenen System“)
- Ökonomisierng des Trainingsprozesses

Nachteile des gerätegestützten (apparativen) Trainings:

- Reduzierung der koordinativen Komponente durch Beschränkung/Führung der Bewegungsbahnen
- nur eingeschränkte physiologische Schulung der Sensomotorik (meist in zwei Ebenen)
- keine optimale, sondern meist nur selektive Rekrutierung der Muskelfasern
- eingeschränkter Alltagstransfer (innerhalb der Gerätetypen variierend)

Ziele:

- normale Beweglichkeit <12 Wochen!
- Keine Schmerzen bei ADL
- normaler skapulothorakaler Rhythmus
- Erreichen der Belastbarkeit um mit den Überkopf-Übungen anzufangen (nach Maßgabe des Operateurs)

Maßnahmen:

- Mobilisation freigegeben in allen Ebenen
- Koordinations- und Kräftigungsübungen der Schulter und schulterumspannenden Muskulatur sowie in der kinetischen Kette
- kardiovaskuläres Training

Kriterien für Übergang in Phase 3:

- VAS = 0 (bis max 1)
- Seitengleiche Beweglichkeit (geringe Defizite < 20 Grad der Gegenseite der ARO akzeptabel)
- Isokinetischer Test 180 Grad/s: ARO und IRO 70% der gesunden Seite (alternativ kann ein hand-held Dynamometer verwendet werden)
- Normale Skapulabewegung festgelegt mit Video [12]

Phase 3: Return to Training 4.–9. Monaten

In dieser Phase wird steigernd bis zur Überkopfposition geübt um somit die Schulter vorzubereiten auf die sportartspezifischen Belastungen. Dieser Übergang zur letzten und somit höchsten Belastungsstufe der Rehabilitation hat den Vorteil einer annähernd sportartspezifischen Belastung für Überkopfsportler bei relativ geringer Belastung für die vordere Gelenkkapsel (➢Abb. 4).

Hier sind es sich zwei wesentliche Faktoren beim Krafttraining zu berücksichtigen:

1. Schwache Muskeln, wie vor allem die Außenrotatoren (sekundäre Atrophie!), sollten so isoliert wie möglich beübt werden, um ein Kompensieren durch synergistisch wirkende Muskeln zu vermeiden.
2. Kräftigungsübungen sollten so funktionell wie möglich ausgeführt werden – d.h. die sportliche Belastungsstruktur muss sich in der Auswahl der Übungen widerspiegeln.

Die Entwicklung der Schnellkraft wird unserer Auffassung nach vielfach vernachlässigt. Das Training der Schnelligkeit steht wegen der hohen biomechanischen Belastungen nicht am Anfang des rehabilitativen Trainingsprozesses. Das Training der Schnelligkeit wird im ermüdungsfreien Zustand direkt nach dem Aufwärmen durchgeführt. Die Regenerationszeit beträgt zwischen 72 und 84 Stunden. Die Schnelligkeitsfähigkeiten können durch Hilfsgeräte unter erleichterten Bedingungen entwickelt werden. Beim Sportler wird das Training der Schnelligkeit gegen Ende des rehabilitativen Trainings immer spezifischer. In diesem Beispiel ist das Schnelligkeitstraining eines Schwimmers dargestellt (➢Abb. 5). Schnelligkeit wird zu diesem Zeitpunkt mit der Wiederholungsmethode bei maximaler Intensität entwickelt. Die Auswahl der Trainingsübungen

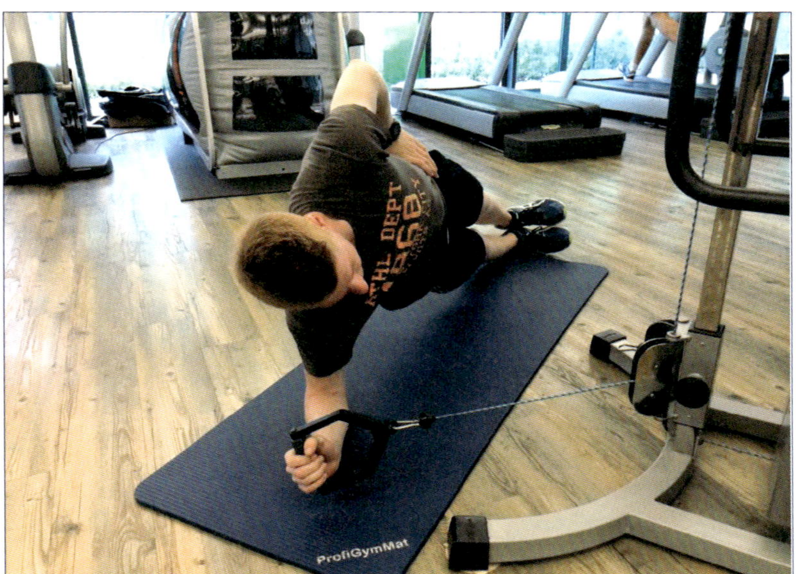

Abb. 4. Geschlossene Kette – Übung der ARO in Seitenlage.

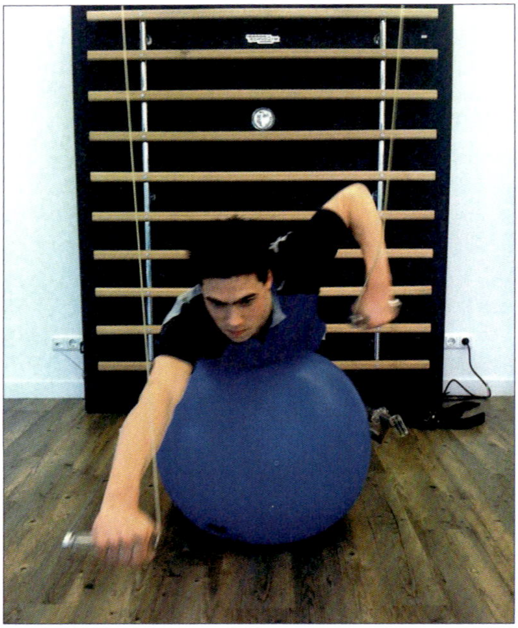

Abb. 5. Sportartspezifisches Training einer Schwimmbewegung auf einem Pezziball.

orientiert sich an der Belastung im Wettkampf bzw. Training.

Der Einstieg in den Sport gelingt schonend über ein so genanntes „Intervallprogramm" (➢ Tab. 1). Dies haben wir exemplarisch für Tennisspieler dargestellt. Während dieser Phase der Rehabilitation empfiehlt sich eine eingehende Analyse der Wurf- oder Aufschlagtechnik durch den Trainer oder andere Spezialisten. Für die Pathogenese mitverantwortliche Technikfehler lassen sich dadurch herausfiltern und im günstigsten Fall beheben. Bei Auffälligkeiten kann im Bedarfsfall die Schlag- bzw. Wurftechnik verändert werden, um Fehlbelastungen zu reduzieren bzw. auszuschließen. Zur Minimierung des Rezidivrisikos verweisen wir auf den Präventionsartikel, wo die Bedeutung sowohl der primären als auch sekundären Prävention detailliert beschrieben wurde.

Ziele:

- Vorbereitung auf eine uneingeschränkte Sportaktivität
- Prävention von erneuten Verletzungen

Tab. 1. Häufigkeit von Schulterverletzungen in exemplarisch zusammengestellten Sportarten.

Woche 1	Woche 2	Woche 3	Woche 4
Montag 20 VH (Hüfthöhe) 20 RH 10 Min. Pause 20 VH 20 RH **Mittwoch** 30 VH 30 RH 10 Min. Pause 30 VH 30 RH **Freitag** 45 VH 45 RH 10 Min. Pause 45 VH 45 RH	**Montag** 50 VH 50 RH 10 Min. Pause 50 VH 50 RH **Mittwoch** 50 VH 50 RH 10 Min. Pause 50 VH 50 RH **Freitag** 50 VH 50 RH 10 Min. Pause 50 VH 50 RH 25 Volley's	**Montag** 50 VH 25 Volley 50 RH 25 RH (hoch) 10 Min. Pause 50 VH 25 Volley 50 RH 25 RH (hoch) **Mittwoch** Wie oben **Freitag** Wie oben, cross-court	**Montag** 50 VH 25 Volley 50 RH 25 RH (hoch) 10 Serves 10 Min. Pause 50 VH 25 Volley 50 RH 25 RH (hoch) 10 Serves **Mittwoch** Wie oben **Freitag** Wie oben

VH = Vorhand; RH = Rückhand

- Die Schläge werden anfangs mit ungefähr 50–60% der maximalen Schlagkraft durchgeführt.
- Eine Steigerung ist nur erlaubt, wenn während aber vor allem auch nach dem Training keine Schmerzen entstehen. Die Steigerung erfolgt über eine Zunahme der Schlagzahlen, und erst später über eine Zunahme der Intensität.
- Begonnen wird mit Schlägen auf Hüfthöhe, dann Volley's, danach auch Überkopfschläge.
- Korrekte Technik ist eine absolute Voraussetzung. Hier ist der Einsatz vom Trainer gefragt.

Maßnahmen:

- Sportartspezifisches Training / Reaktives Training
- Beidarmiges Wurfprogramm
- Armergometer
- Intervallprogramm

Kriterien für Return to Sport

In vielen der bestehenden Schulter-Rehabilitations-Protokolle für Überkopfsportler fehlen spezifische Kriterien zur Rückkehr zum Sport, so dass hier weiterhin großer Forschungsbedarf besteht. Optimalerweise sollten Tests/Kriterien entwickelt werden, die reliabel mit einer möglichst hohen Validität, aber auch in der täglichen Praxis anzuwenden sind (unter Berücksichtigung der Kosteneffizienz und engen räumlichen Situation in Kliniken) und eine sichere Rückkehr zum Sport anzeigen. Ein Test, der so genannte Stabilitätstest der geschlossenen kinetischen Kette der oberen Extremität (Closed Kinetic Chain Upper Extremity Stability Test, engl. Bedeutung) wurde entwickelt, um die sichere Rückkehr zum Sport zu beurteilen [18]. Der Test wird in einer Liegestütz-Position, mit den Händen 91 Zentimeter voneinander entfernt platziert, durchgeführt. Die Handposition wird mit einem Tape markiert. Der Patient berührt das gegenüberliegenden Tape mit den Händen und wiederholt dies auf der Gegenseite so schnell wie möglich. Die Zahl der Berührungen in 15 Sekunden wird aufgezeichnet und der Durchschnitt von 3 Serien ausgewertet (➢ Abb. 6a Ausgangsposition, 6b Endposition). Analog zum Return to Sports beim vorderen Kreuzband empfiehlt es sich Fragebogen vom Patienten ausfüllen zu lassen. Der Western Ontario Shoulder Instability Index (WOSI) ist ein Instrument zur Selbsteinschätzung der Schulterfunktion und speziell entwickelt für Patienten mit Instabilitätsproblemen. Die WOSI hat gute Validität, ein hohes Maß an Zuverlässigkeit und Responsivität und wird empfohlen bei der Bewertung von Patienten mit Instabilitätsproblemen [17]. Vor allem spezifische Fragen bezüglich der Schulterproblematik bei Arbeit, Sport oder Freizeitaktivitäten ergeben wichtige Informationen.

Zum Abschluss der klinischen Rehabilitation wird ein isokinetischer Test mit einer Geschwindigkeit von 180°/s der Innen- und Außenrotatoren in einer sportsartspezifischen Position durchgeführt. Wir führen die Testung deshalb in sitzender Position mit einer Schulterabduktion und einer Ellenbogenflexion von jeweils 90° durch.

Die Skapulabewegung wird beurteilt anhand der Kriterien von McClure, wobei die Skapula sich im Normalfall kaum bewegen soll während der ersten 30–60° der glenohumeralen Elevation, und anschließend dann in einer geschmeidigen kontinuierlichen Aufwärtsrotationsbewegung. Der gleiche Rhythmus soll auch bei der Bewegung nach unten vorhanden sein. Während der Elevation soll kein Nachweis von Skapula-winging oder -tipping vorhanden sein.

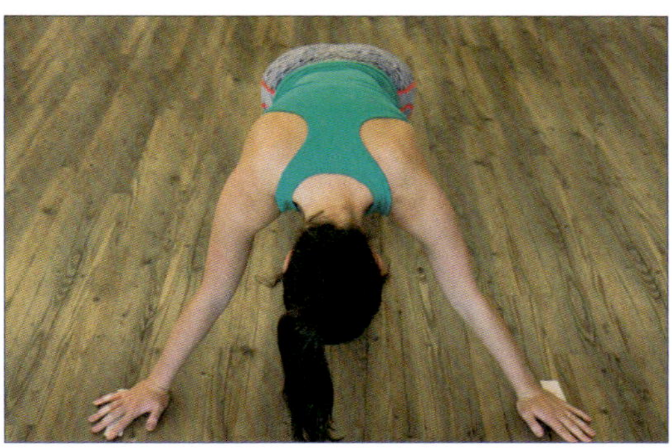

Abb. 6a. Ausgangsposition Closed Kinetic Chain Upper Extremity Stability Test.

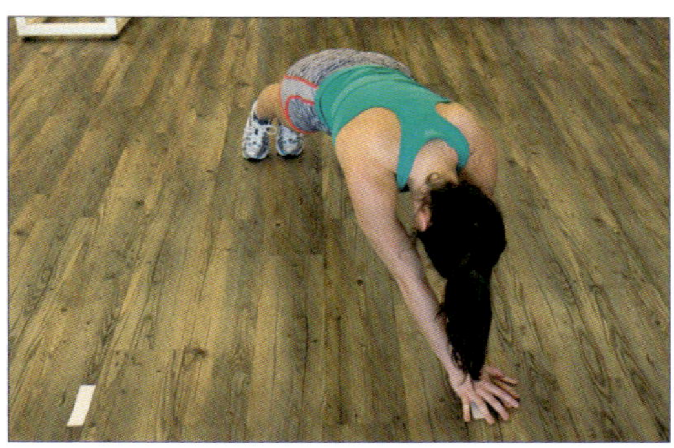

Abb. 6b. Endposition Closed Kinetic Chain Upper Extremity Stability Test.

Wir empfehlen folgende Kriterien für den „Return to Sports":

- Freie Schultergelenkbeweglichkeit mit ARO-Verlust < 5° [8, 13]
- Krafttestung: Isokinetischer Test 180 Grad/s: ARO < 5 % IRO 120 % zur Gegenseite
- Normaler skapulothorakaler Rhythmus anhand der Kriterien von McClure [12]
- CKUES Test: Männer > 23, Frauen > 21 [16]
- WOSI > 80
- Optimale Technik beurteilt durch den Trainer (Video, Trainingsanalyse)

Ausblick

Die Entscheidung nach Schultergelenkstabilisierung, die sportlichen Aktivitäten wieder aufzunehmen muss sorgfältig überprüft werden. Bestrebungen zu früh nach der Operation wieder zu spielen, können zu erneuten Beschwerden führen oder das Risiko weiterer Verletzungen mit sich bringen, mit vielleicht verheerenden Konsequenzen für die zukünftige sportliche Karriere. Eine Umfrage unter den Teilnehmern des Expertenmeetings (erfahrene Schulterchirurgen) zeigt, dass im Mittel nach 6 Monaten die Rückkehr zum Leistungssport erlaubt wird. Letztlich aber ist es unklar, nach welchen Kriterien hier vorgegangen werden kann um „Safe-to-Return"-Kriterien zu definieren. Das Entscheidungsverfahren, wie und wann man am besten einen Athleten nach einer Schultergelenkstabilisierung wieder auf den Platz bringt, muss darüber hinaus in Abhängigkeit der erwartenden Aktivitäten und Ziele mit dem Athleten (ggf. Eltern, Trainer, Therapeut, Coach und Operateur) besprochen werden.

Literatur

1. Abe H, Itoi E, Yamamoto N, Minagawa H, Tomioka T, Kijima H, Shimada Y (2012). Healing processes of the glenoid labral lesion in a rabbit model of shoulder dislocation. The Tohoku journal of experimental medicine 228 (2): 103–108.
2. Cools AM, Witvrouw EE, De Clercq GA, Danneels LA, Willems TM, Cambier DC, Voight ML (2002). Scapular muscle recruitment pattern: electromyographic response of the trapezius muscle to sudden shoulder movement before and after a fatiguing exercise. Journal of orthopaedic and sports physical therapy 32 (5): 221–229.
3. Durham K, Van Vliet PM, Badger F, Sackley C (2009). Use of information feedback and attentional focus of feedback in treating the person with a hemiplegic arm. Physiotherapy research international : the journal for researchers and clinicians in physical therapy 14 (2): 77–90.
4. Erdeljac E, Steinhauser E, Schreiber U, Imhoff AB (2007). [Primary stability of the capsule-labrum complex after reconstruction with the Mitek Bioknotless anchor system in human cadaver models]. Der Unfallchirurg 110 (1): 33–40.
5. Gaunt BW, Shaffer MA, Sauers EL, Michener LA, McCluskey GM, Thigpen C, American Society of S, Elbow T (2010). The American Society of Shoulder and Elbow Therapists' consensus rehabilitation guideline for arthroscopic anterior capsulolabral repair of the shoulder. Journal of orthopaedic and sports physical therapy 40 (3): 155–168.
6. Gokeler A, Lehmann M, Knopf E, Freiwald J (2003). [Current concepts in the diagnosis and rehabilitation of the shoulder in overhead athletes]. Sportverletzung Sportschaden : Organ der Gesellschaft fur Orthopadisch-Traumatologische Sportmedizin 17 (1): 15–20.
7. Gokeler A, Lehmann M, Schmidt-Wiethoff R (2004). Die Rolle der Skapula bei der instabilen Schulter. Arthroskopie 17 (3): 199–205.
8. Gwathmey FW, Jr., Warner JJ (2013). Management of the athlete with a failed houlder instability procedure. Clinics in sports medicine 32 (4): 833–863.
9. Halder AM, Kuhl SG, Zobitz ME, Larson D, An KN (2001). Effects of the glenoid labrum and glenohumeral abduction on stability of the shoulder joint through concavity-compression : an in vitro study. The Journal of bone and joint surgery American volume 83-A (7): 1062–1069.
10. Hsu AT, Ho L, Chang JH, Chang GL, Hedman T (2002). Characterization of tissue resistance during a dorsally directed translational mobilization of the glenohumeral joint. Archives of physical medicine and rehabilitation 83 (3): 360–366.
11. Kibler WB, Sciascia A, Wilkes T (2012) Scapular dyskinesis and its relation to shoulder injury. The Journal of the American Academy of Orthopaedic Surgeons 20 (6): 364–372.

12. McClure P, Tate AR, Kareha S, Irwin D, Zlupko E (2009). A clinical method for identifying scapular dyskinesis, part 1: reliability. Journal of athletic training 44 (2): 160–164.

13. Ozturk BY, Maak TG, Fabricant P, Altchek DW, Williams RJ, Warren RF, Cordasco FA, Allen AA (2013). Return to sports after arthroscopic anterior stabilization in patients aged younger than 25 years. Arthroscopy 29 (12): 1922–1931.

14. Penna J, Deramo D, Nelson CO, Sileo MJ, Levin SM, Tompkins B, Ianuzzi A (2008). Determination of anterior labral repair stress during passive arm motion in a cadaveric model. Arthroscopy 24 (8): 930–935.

15. Reinold MM, Gill TJ (2010). Current concepts in the evaluation and treatment of the shoulder in overhead-throwing athletes, part 1: physical characteristics and clinical examination. Sports health 2 (1): 39–50.

16. Roush JR, Kitamura J, Waits MC (2007). Reference Values for the Closed Kinetic Chain Upper Extremity Stability Test (CKCUEST) for Collegiate Baseball Players. North American journal of sports physical therapy: NAJSPT 2 (3): 159–163.

17. Salomonsson B, Ahlstrom S Fau - Dalen N, Dalen N Fau - Lillkrona U, Lillkrona U The Western Ontario Shoulder Instability Index (WOSI): validity, reliability, and responsiveness retested with a Swedish translation. [1745-3682 (Electronic)].
doi:D - NLM: PMC2823179 EDAT- 2009/05/01

18. Tucci HT, Martins J, Sposito Gde C, Camarini PM, de Oliveira AS (2014). Closed Kinetic Chain Upper Extremity Stability test (CKCUES test): a reliability study in persons with and without shoulder impingement syndrome. BMC musculoskeletal disorders 15: 1.

19. Wilk KE, Macrina LC (2014). Nonoperative and postoperative rehabilitation for injuries of the throwing shoulder. Sports medicine and arthÏpy review 22 (2): 137–150.

20. Wilk KE, Macrina LC, Cain EL, Dugas JR, Andrews JR (2012). Rehabilitation of the Overhead Athlete's Elbow. Sports health 4 (5): 404–414.

21. Wulf G (2012). Attentional focus and motor learning: a review of 15 years. International Review of Sport and Exercise Psychology: 1–28.

Korrespondenzadresse

Dr. Alli Gokeler
Center for Human Movement Sciences /
University of Groningen
Antonius Deusinglaan 1
9713 AV Groningen
Netherlands
E-Mail: a.gokeler@rug.nl